24節氣 經絡芳療自癒全書

用12經絡強效配方油與按摩手法，
掌握時機調體質、養氣血

英國IFA校長級芳療講師

沈莉莎 Elizabeth —— 著

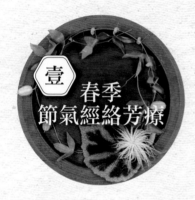

壹
春季
節氣經絡芳療

◆ 春季節氣養生法 ………… 018
◆ 春季的保養良方 ………… 019

肆 冬季節氣經絡芳療

19. 立冬（11月07日～11月21日）

20. 小雪（11月22日～12月06日）

21. 大雪（12月07日～12月20日）

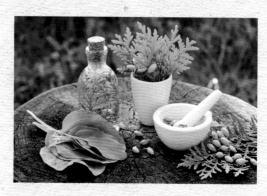

用精油養生，就應該順應24節氣

　　沈莉莎老師《24節氣・經絡芳療自癒全書》是一本大家殷殷切切盼了好久的書，她實踐了身體的調養，認為五臟六腑都有最佳的治療時機點，順應24節氣時，搭配大自然最美的禮物「精油」。我才恍然大悟，原來調養身體是這麼簡單又快速，不但能預防未病、處理已病，又能縮短病程。若能搭配疏通12經絡，就能夠真正充分發揮精油的最佳功效。每天在身上塗抹著氣味迷人的精油，跟著節氣按摩經絡，是人生最享受、最幸福的一件事。

　　莉莎老師開啟我鑽入芳香療法之旅的鑰匙，讓長期沉浸在藥物化學領域的我，重新看待西方藥物的治療模式，一顆小藥丸扮演著專一性的藥理作用，似乎很快解決不適，但卻也帶來不少副作用。這幾年在使用的精油經驗中，彷彿芳香分子帶領著我們走在蜿蜒小路，這條小路的路程又引領著我們走進了中醫領域，讓人感動的是原來精油就是植物精華，像是中藥裡重要的小分子，一連串神經傳導物質的連結，燃起每個人對中醫的熱情，對於節氣、經絡、芳療不斷地激盪著，不知不覺也使人達到內心澎湃激情的境界。

　　具有藥師背景的我今年帶著孩子到上海自助旅行，第一天女兒突然高燒不退，我捨棄選擇讓孩子吃退燒藥，改用氧化物及單萜醇類的精油頻繁地塗抹她的背，三天後她安全退燒，也能精力充沛地在迪士尼盡情玩耍，這就是精油的魔力。然而我也常常覺得自己非常幸運能在學校教書，可以觀察到許多受到各種疾病困擾的孩子們，從學生身上也依稀看到24節氣變化造成的影響，就是黃帝內經的養生之道「順天」，養生就該順應24節氣。

　　因孩子在華德福學校就讀，小學三年級學校安排農耕課程，老師教導著孩子如何在穀種中篩種，然後寒假自己在家育苗，孩子從學著將稻穀泡水，待它發芽、長葉、形成秧苗後帶到學校，在春分前後將秧苗插至校園的稻田，開始了農夫的種稻工作，鬆土、施肥、趕麻雀、收成到碾穀，甚至用種來的米製作及享用麻糬、米香等食物。孩子從農耕開始了解節氣與植物生長的關聯，孩子告訴我說農夫會依據「驚蟄」這一天是否有雷來預測今年收成的好壞，如果打雷表示這一年會豐收；如果「驚蟄」這一天沒有雷聲就表示可能會是饑饉之年。聽到孩子天真又帶有學問的童言童語，這是一堂感受土地、氣候與生物間的巧妙連動的優質課程，我也因此陪著孩子體驗農耕課帶來美妙的節氣感觸。

　　Liza老師臨床個案非常的豐富，加上她儒家思想及哲學素養深厚的造詣，讓她敏銳的觀察與善用中醫的邏輯，師法從《黃帝內經》的春生、夏長、秋收、冬藏等運行，精心調配12經絡配方精油，神來一筆地加入了不少老祖宗的中藥材如厚朴等精油，這樣獨特性的經絡精油味道棒極了。因此我在閱讀這本書感覺好像把Liza老師放在身邊或是帶回家一樣，像是一本武功祕笈的指點迷津，一邊塗抹著氣味迷人的精油，一邊看著愛不釋手的書，師父就在身旁般，有來到天堂般的滿足感。

〔中國醫藥大學藥學博士、台南護專化應科教授〕賴雅韻

「節氣養生」引領芳香療法進入全新領域

第一次認識沈莉莎校長（我們習慣稱她Liza老師），是在中國醫藥大學推廣中心的NAHA國際初階芳療師認證班。我在剛接觸精油的時候就發現有些精油與中藥相同，例如：乳香、廣藿香等。中藥有所謂的性味、歸經，精油也必然如此。然而市售的精油種類不多，留在民眾的印象也只限於香氛及營造環境，在中醫典籍裡沒有記載，精油是什麼性味與歸經？經過Liza老師的NAHA及IFA課程的洗禮，我得到了一些答案與啟發，肯定與一般西方的理論不同。

我一直覺得Liza老師是一個神奇的人物，雖然沒有中醫的底子，卻有著對萬事萬物的感知能力。古代有一類經絡人（經絡敏感人），他們對於經絡的感傳特別敏銳，Liza老師大概就像是芳療經絡人吧，經由塗抹、甚至用聞的就可以知道這調油走了哪些經絡、性味是寒熱溫涼。

找遍了市面芳療與中醫相關的書籍，幾乎都沒有提到「節氣養生」的概念，Liza老師帶給芳療一個全新的境界與發展，讓我體會到原來芳療也可以使用中醫的辨證論治，除了人本身的生活作息、飲食習慣、情志壓力等會影響體質，節氣也會影響人體。

《黃帝內經‧陰陽應象大論》：「天有四時五行，以生長收藏，以生寒暑燥濕風。」後人按五行、五臟和五氣相配，將四季分作春、夏、長夏、秋、冬五時，五行對應木、火、土、金、水，五臟對應肝、心、脾、肺、腎，五氣則分別為溫、熱、濕、燥、寒。

四季養生的大原則即為「春季宜養肝、夏季宜養心、秋季宜養肺、冬季宜養腎、隨時須養脾」。具體內容則是：春季應平衡自律神經系統、穩定情緒，避免過勞，避免惱怒，避免刺激性食物；夏季應保養心血管系統，冷靜思考，澄澈神智，避免在強烈的陽光下曝曬，避免出汗過多，飲食宜清淡；秋季應溫和滋潤呼吸及皮膚系統，避免乾燥性食物；冬季應補益調節生殖、泌尿、內分泌系統，注意保暖，少吃寒涼食物、多吃溫熱飲食；四季皆須保護消化系統，因脾胃為後天之本、體力的根基。

請好好地閱讀這本節氣芳療書，跟著節氣養生，跟著節氣運用芳香療法，幾年下來你會發現自己煥然一新。當然，只推薦這本書根本不過癮，念過哲學系的Liza老師，她的芳療理論應用在心理學、儒家思想更是讓人省思，也期待Liza老師源源不絕的創作！

〔馥芊中醫診所院長、英國芳療協會IFA認證高階芳療師〕李嘉菱

超越外文精油權威的芳療達人

　　從大自然的節氣更替和小自然的人體經絡談起，再以大地長出的植物精油使之天人合一，這種天／地／人的和諧共存，不正是自然醫學最核心的理念嗎？

　　我們口中暱稱的Liza（沈莉莎老師），無論是文字還是本人，就像一股溫暖的春風，帶著花香、草香和木香，寫了一本好棒的芳療書，來到了我們面前。這次更令人開心的是，把東方醫學裡的人體經絡、穴道按摩、適合的節氣都寫進去了！將中醫裡談的因時因地制宜，讓精油更能發揮效用，使人人都可以依照自我的需求，輕鬆解除病痛和不適。

　　身為中醫師的我和芳療講師的她，我們同樣熱愛著植物的香氛和療癒之性。我們曾經熱切地聊到，東方和西方草藥的不同。大地之母長出各色各樣的植物來供人們療癒身心，但不同的地區是否也會有不同的草藥治療不同的疾病呢？多年的臨床經驗上告訴我們，的確是這樣沒錯。所以一位能深切認識到這些地域和氣候差異的芳療老師如Liza，才會跟我說，薰衣草對於歐美人士的助眠，對於亞洲朋友來說，似乎其他草藥的精油更適合。

　　憑藉著深厚的教學經驗和個案研究，我們親愛的Liza老師給予她的學生、她的讀者最好的芳療心得，這是尋遍所有外文世界的精油權威，也得不著的好東西。依據地理、氣候和體質，讓不同的精油來療癒。這樣的老師，才是真正能醫治人們身心的好老師。

　　很高興沈莉莎老師願意出書，讓專業者、學習者、讀者都能如沐春風，在芳療和精油的美麗世界中，能療癒自己、更撫慰他人！

〔美國執業中醫師〕杜丞蕓

學習芳療、中西融合

　　我是第一個把SPA的概念引進台灣的人，因為對SPA有一股強大的熱誠。我學習芳療教人養生，嚴選來自全球不同產地的天然有機的花草植萃而成的純淨精油，精油內含各種多才多藝的芳香分子，儲存著不可思議的自然療癒力量。因為植物接收自然元素的陽光、空氣與水製造合成。用溫暖純粹的信念與之合作，珍惜他們的給予，和大地的能量同行，輔助我們的身心靈回到平衡和諧的節奏。

　　運用中醫的聖經《黃帝內經》：「上工治未病也。」更說服自己：「最高明的醫生是在疾病發生前，就告訴你怎麼保養、預防，免去生病再復原所耗費的體力，及避免疾病帶來的不適，就跟西醫『預防重於治療』的道理一樣。」中醫的養生精粹成了爾後我發展療癒的芳療SPA養生的契機，因為芳療SPA是最有療效的。

　　中國傳統養生原則，多半是順應四時更替，來預防或補強因氣候變化而產生影響的身體。而最正確的方法，就是配合依照季節劃分而成的二十四節氣！我認為芳療SPA領域是非常令人興奮的行業，我相信沈莉莎老師多年的臨床實證經驗，「在對的節氣，用了對的植物能量，效果才會最好！」的這本書應該可以幫助我們許多，用十二經絡強效配方油與按摩手法，掌握時機調體質、養氣血。只要用心體會之後確實地去執行。不管是執業的我們或是顧客都會感同身受，這是一件非常有意義的事情！

　　被稱為是SPA痴的我，終生無悔進入這個領域。節氣養生，健康一生。歡迎你我一起來守護身心的健康。每個人一生都擁有很大的夢想，並且用盡畢生心力去成就夢想。而我一輩子的事業跟志業，一直以來都是在芳療SPA與精油的領域中從沒間斷過。也期盼每一個人每一天都能夠充滿正能量！面對生活，平安喜樂每一天。

〔瑞醫科技美容集團董事長〕吳慧真

一顆心有著真誠、溫暖，就會融化一群人

從遠古時期，大馬士革玫瑰就被當作靈魂的象徵，能夠讓覺知與感官甦醒。擁有來自最多天堂的香氣，非常豐富的化學結構，對心靈具有神祕療效，有著穩定情緒的最佳作用。莉莎老師，就是我的大馬士革玫瑰。

莉莎老師總是在我受到各種挑戰跟生命最低潮時，靜靜地傾聽我，握住我的手，不過分干涉我的決定。因為我不想任何氣味跟我的低潮扯上關係，所以沒有用任何精油來幫助自己度過困難。直到某次，老師一如往常靜靜聽完後，她說：「拜託請妳來找我，讓我幫妳。我會讓妳比較能夠鬆手，等低潮期過去後，我相信妳還是會喜歡這個味道。」（幾年後我才明白，除了靠植物的力量安撫我，但支撐我更多的是，老師如母親般給我強大的依靠）。

事過境遷後，我向老師致謝。老師反而說：「別謝謝我，是我要謝謝妳，謝謝妳讓我能盡一己之力。或是謝謝妳願意來找我。」在老師身上我看見，一顆心有著真誠、溫暖就會融化一群人。

莉莎老師的課總是讓人意猶味盡，有各種主題：從易經對應節氣芳療、從歐洲文化歷史背景解析單方精油、從哲學深度探討精油心理情緒、從夢工場動畫闡述生命鍊金術、從每一個案例中去找到當事人受困的心理掙扎，甚至從很多的面向指點你認出那個不曾認識的自己，從天地之間喚醒屬於自己的味道。

每一次，我都在老師身上感受到了紮實的厚度、寬容與接納，還有發自內心地對身邊一切充滿感謝的心意，內心蘊藏著對學生無條件的支持及無私的大愛。她就像大馬士革玫瑰，能溫暖受傷而變冷的靈魂。老師給你甜美，柔軟的安慰，連結你的內、外在，探觸你深層的失望、傷心，修復你的信任，讓你喜愛、認同自己。

我一直深信能遇到對的老師，需要有好機緣與好運氣。我也期許自己有一天跟老師具備相同的大馬士革玫瑰特質。

〔NAHA 初階芳療師、資深瑜伽老師〕康心榆

身體會跟著節氣，在天地中與自然萬物共呼吸

　　這十年來，我發現春天是纖形科生長最活絡的時刻，利用纖形科精油，確實可有效的疏肝利膽，是減肥和活絡筋骨的好時機；夏天除了酯類、苯基酯類精油可達到養心效果，還要幫助脾、胃經絡的排濕；秋天養肺經，不僅專注感冒咳嗽表象問題，還要幫助陽氣向體內收藏順遂，準備冬藏；冬季，確實是養身、養生的關鍵季節，冬令進補，可利用按摩幫助肌膚吸收植物精華，達到活絡經絡的目的，取代口腹大快朵頤，臨床發現，當身體細胞被滋養後，食欲確實會降低。

　　能夠真正改變體質和症狀的二十四節氣經絡芳療，讓我的芳療觀轉了彎，而投入這個方向的契機，始於十年前的一個措手不及。

　　2007年夏天，年近九十歲的父親因摔跤的意外和醫療失誤，成了重度昏迷的植物人。這是我生命的重大轉折，面對醫生告知父親生命將盡時，我心想「學習芳香療法多年的我，還能夠為父親做些什麼？」

　　我告訴醫生：「我會用自己的方式，盡全力幫助他脫離呼吸器，帶他回家。」我心中渴望父親能夠醒來，親口喊我一聲「丫頭啊！」

　　身為三個孩子的媽媽，臥床的安養照護對我並不困難。唯獨每次看到醫院護理師幫忙父親抽痰，他必須忍耐異物侵入的疼痛，內心充滿不忍與心疼。我運用多年經驗，運用所有化痰的精油配方，但卻沒有任何改善，好幾次甚至造成他的劇咳，讓我驚嚇不已，擔心他接不上氣而離世。

　　後來，醫生說：「臥床病人腸道蠕動慢，容易便祕，痰液當然多！」

　　這一語點醒了我，這體現了中醫說的肺經、大腸經互為表裡的現象。有了初步方向後，我開始從中醫角度思考，身體痰液代表體內濕氣重，若要化解濕氣，體內的陽氣必須暢旺，才能有效排除濕氣。陽氣同時可幫助腸道蠕動，讓黏液透過大小便排解。

　　在醫院內，父親不可能飲用中藥，於是我嘗試為父親進行經絡芳療，讓他從皮膚吸收植物精華，幫助陽氣的提升。調配了薑、厚朴、紅橘、中國肉桂、甜馬鬱蘭，再加一點他最喜愛的桂花，調配了強效經絡油。幫他從腳底湧泉穴開始向上按摩脾、肝、腎三個經絡至鼠蹊處，接著強化腹部關元穴、敲太樞穴。

　　果然，父親後來的排便狀況，是當時院內近百位病患中狀況最好的，同時降低痰液，自然減少抽痰次數。看見著父親，氣色一日比一日紅潤，皮膚乾淨沒有一點褥瘡，心中燃起了希望。

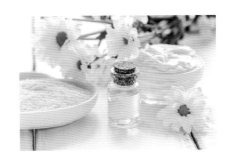

　　後來趁著春天時節，運用能夠疏肝氣的足厥陰肝經精華油幫父親按摩，讓蜷縮一季的手腳逐漸舒展，這是體內陽氣向外抒發的現象。我發現，即使作息、飲食被規律安排的植物人，他身體仍會隨著季節變化而改變，那是宇宙陰陽的變化，生存在地球萬物會隨著自然共呼吸和改變，令人醒悟「人法地，地法天，天法道，道法自然」的定律。

　　2009年夏末，父親終於脫離機器自主呼吸，我滿心歡喜接父親回家，冬末清晨，父親選好日子和我們微笑告別。

　　父親過世前一個月，我伏在父親身上悄悄對他說：「從來不知道我們的感情可以如此緊密，謝謝你多陪了我幾年，讓我有機會照顧你，慢慢接受你生病的事實，收起對你的牽掛和眼淚。」

　　感謝你用身體無言地教導，讓我重新思考芳療在身體上的運用，這幾年累積了無數的臨床經驗，你的慈悲將會傳達至每個受到恩惠的人心中。這十年來，我完成了當日對父親床前的承諾，利用芳療依循節氣、經絡，幫助身體恢復相對的健康，忠實觀察記錄每一個臨床案例，集結成書，對廣大使用芳療精油的同好提供另一條思路。

　　這十年來，衷心感謝無數的好友，願意相信與使用這些經絡油，運用不同於西方翻譯書上所寫的配方，依循著節氣改變調養身體，並與我分享使用後的心得。

　　曾經因天氣變冷而氣喘發作的孩子，用肺經精華油根除了氣喘的毛病；長年夏日手、足受汗皰疹困擾的朋友，運用了脾胃經精華油，目前手腳皮膚都恢復光滑細嫩；每逢晚秋，深受膝蓋關節疼痛的長輩們，用了保養腎、膀胱經精華油，不但緩解疼痛，也能夠穩定血壓。

　　這本書是我第一階段的臨床報告，儘量說明我在調配精油時的思考模式，供大家參考，相信未來必然會有更多人，提供更好的個人配方與更有效果的臨床報告，我僅在芳療歷史洪流中盡一點棉薄之力。

　　祝福大家

沈莉莎

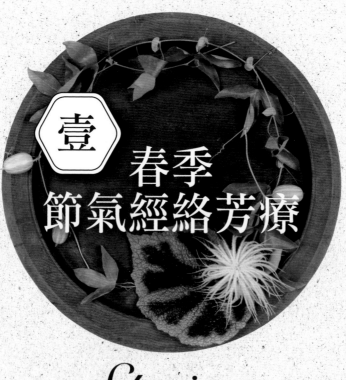

壹

春季
節氣經絡芳療

Spring

春飲一杯酒，便吟春日詩。
木梢寒未覺，地脈暖先知。
鳥囀星沈後，山分雪薄時。
賞心無處說，悵望曲江池。

——曹松〈立春日〉——

春天促發一切生機。太陽逐漸移回北半球，重新喚醒萬物生機。即使氣溫仍低，四處仍見白茫茫一片的大地，但人們已感受到蓬勃的生命力，在地底深處醞釀著，準備蓄勢待發。

《道德經》裡有一段話是這麼寫的：「人法地、地法天、天法道、道法自然。」人依恃地球而生存，地球繞著太陽運行而產生四季變化。因此，孕育出順應節氣運行的養生智慧。兩千多年前的金文「春」這個字是這麼寫的：

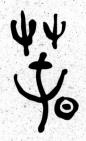

「春」的頭上意味著初發的幼苗，正從土裡怯生生地探出頭來。埋在土下的幼根，從堅毅的韌皮層中掙扎向下，往更深的泥土中吸取生存的食糧。春下方的「日」表示沉睡在地底深處的生機，被春日的太陽喚醒，正逐步的向上伸展，而非高掛在天上的太陽。這正是「木梢寒未覺，地脈暖先知」的現象。

人們深埋在體內深處的陽性能量，也受到太陽光的影響，正緩緩的從體內向外生發。這份初春的能量無法被壓抑，只能順應它的生發。人們透過肝膽經絡向四肢、全身散發體內的能量。中醫將肝膽經絡比喻為五行中的「木」。這個木必須是筆直無礙的木。千萬要好好把握每一年的春季，認真疏通肝膽經絡，便能掌握每一年裡「回春」的最佳時機。

春季節氣養生法

春三月，此謂發陳。天地俱生，萬物以榮，夜臥早起，廣步於庭，被髮緩
形，以使志生，生而勿殺，予而勿奪，賞而勿罰，此春氣之應，養生之道
也。逆之則傷肝。

——《黃帝內經》

　　春天令人感到清新、純粹，受到太陽召喚而促發的飽滿能量，迫不及待
往外迸發，好似孩子在偌大的草原上，全身充滿活力，好奇心驅使他一雙小
腳不斷地向外探索，不停地走著，累了蜷著身體就能熟睡，睡飽後，立刻能
夠繼續探索屬於他的世界，彷彿有用不完的精力。最神奇的是，正因為孩子
是純陽的身體，即使蜷在椅子上睡幾個小時，醒來後也不會四肢僵硬，身體
仍是自在、無礙，陽氣可順利通透全身。

　　春日不僅滋養生長之氣，還要讓這份生機能貫通全身，讓身心皆能達到
回春之感。最重要是讓筋骨肌肉保持柔軟才能通暢，若遇不通，則會感到麻
木、痠脹、疼痛。多利用植物精油陽性的能量，配合適當的運動，按摩、瑜
伽、泡澡幫助疏通肝膽經絡，除了激勵氣血循環，植物香氣亦可激發創造的
靈感。

　　《黃帝內經》提到春日夜臥早起，夜臥是晚睡的意思，但是古人的晚睡
指的是9點之後。現今人們不超過12點皆視為早睡，其實會傷了肝膽經絡。身
體的保養從春天的早睡起步，建議同時多走路，幫助氣血循環。並多吃當令
的蔬菜與芽菜，讓身體吸收好的養分。總之，養生須趁早，春天好好養肝、

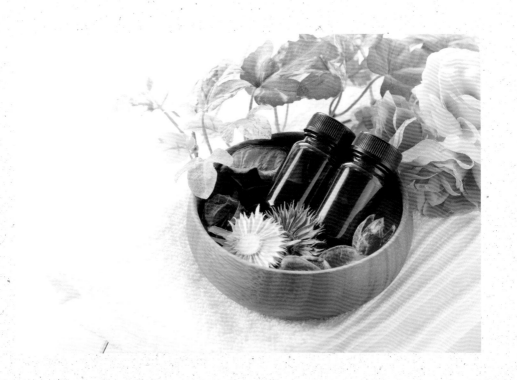

膽，就能避免更年期的許多慢性病。

　　當你對未來有許多嚮往與抱負，也很適合仔細觀察每年的春天，這時是容易產生創新想法的時刻。不論想做什麼事都記錄下來，選擇幾個目前能夠達成的項目，盡力完成它；即使無法在短時間完成，也不要放棄做夢的能力，一定要相信「心想事成」的力量。肯定自己、讚美自己，讓自己的創造力不因年齡增長而衰弱，也讓身、心持續保持活力。

春季的保養良方

• 注意頭肩頸保暖

　　春天是乍暖還寒的季節，雖陽氣生發但氣溫多變，身體的毛細孔隨著體內氣血生發，從閉合狀態慢慢舒張，此時最易受風寒，要特別注意頭肩頸保暖，避免感冒。

・按摩眼睛周圍穴位

　　中醫認為眼睛與肝經有密切關係，現代人需要依賴3C完成工作，不知不覺容易用眼過度。春天多遠眺，按摩眼周穴位，適度使用電子產品，利用純露敷眼、放鬆眼周小肌肉可常保雙眸明亮。

・泡腳、泡溫泉幫助陽氣生發

　　冬天陽氣蘊藏於五臟六腑，泡溫泉容易流失陽氣。因此，在台灣建議大寒節氣，也就是國曆一月下旬再泡溫泉，不但可祛寒亦有助於陽氣生發，並疏通肝膽經絡。不方便泡溫泉的話，在家泡腳也能達到相同功效。因為足部有許多臟腑的反射區，也是足厥陰肝經的起點，春天多泡腳可加速血液循環，對氣血生發很有幫助。建議用溫暖的精油按摩足部後再泡腳，可幫助睡眠、養護肝、膽經，再搭配按摩肝、膽經，可平衡免疫力，緩解春天好發的過敏現象。

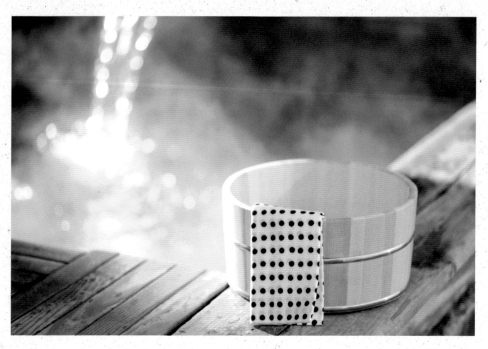

·疏通肝膽經，預防偏頭痛、暈眩

有許多膽經穴位分布於頭部兩側，膽經與肝經互為表裡，春天勤梳頭、多按摩頭、肩、頸，幫助氣血上達頭部，緩解春天好發的偏頭痛與暈眩。

·用芳香療法幫助排除冬季積食，順利瘦身

春天利用不同的芳香植物精華油按摩身體，可幫助氣血循環，陽氣生發，幫助身體排除冬季累積在體內的積食。節氣「驚蟄」之後，是減肥的最佳時機。順著陽氣生發來瘦身，效果顯著又不傷身體。另外肝主筋，春天勤按摩，幫助氣血柔潤關節、肌腱與韌帶。

·避免熬夜、充足睡眠

晚上子時11點起，氣血能量入肝膽經，儘量把握養肝、膽時間入睡，強化肝膽經，並讓臟腑得以休息修復，迎接元氣飽滿的春天。

·多食綠色蔬果、遠離菸酒

深綠色蔬菜與水果含有豐富的維他命C，各式礦物質，如：鐵、鎂、鈣、鉀、鋅等。這些亦是養肝重要的物質，呼應了中醫認為肝膽屬木，主青色，春天應多食深綠色蔬菜，遠離傷害肝臟的菸、酒。

·保持良好情緒

憤怒、憂鬱、焦慮的負面情緒會導致內分泌失調，影響肝血輸送，中醫稱作肝鬱，間接造成其他臟腑功能失調。可利用嗅聞植物精油的香氣，保持平和的情緒。

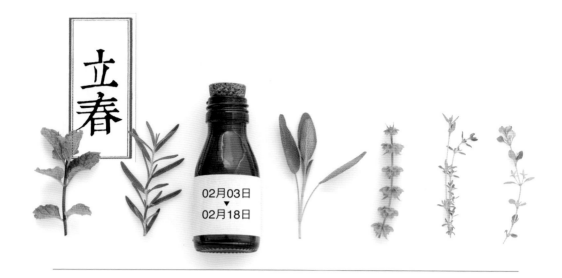

立春

02月03日
▼
02月18日

節氣變化　立春，是「春天開始」的節氣。氣溫雖低，大地與身體已開始準備迎接春天。氣血像初發的幼苗從臟腑深處慢慢地向體表竄升。此時藉陽氣生發，可以喚醒沉睡的身體，活絡氣血，滋生細胞，讓你得到煥然一新的樣貌。

「立春」節氣保養法──醒腦

　　頭頂的百會穴是諸陽的首穴，身體所有陽經都在此交會，統率諸條陽經；而除了在足厥陰肝經以外，所有陰經都不會上達頭頂，因此百會穴又是「陽中藏陰」。春天首重滋養肝膽經絡，趁著春天第一個節氣立春，從頭部經絡開始喚起身體的陽氣，利用梳頭來按摩疏通頭部。

　　現代人若長期處在壓力下，不僅影響睡眠品質，也容易造成頭皮下水分停滯（按壓頭皮摸起來軟軟的）；或是生活節奏緊湊無法放鬆（按壓頭皮摸起來異常緊繃），都容易讓頭部的經絡淤塞，導致頭皮油脂分泌旺盛、頭皮屑多、落髮多；頭部經絡不通，甚至會引起偏頭痛、頭脹、頭沉重。

　　在立春時節，用芳療梳頭按摩做頭皮大掃除，讓自己從頭開始煥然一新

吧！芳療梳頭按摩可以活絡頭部經絡、化解淤塞、幫助氣血生發、緩解偏頭痛、促進頭皮代謝、疏散風熱、幫助聽力、預防發生「耳鳴」，也提升睡眠品質。

「立春」節氣芳療——頭皮甦醒精華油

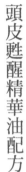

頭皮甦醒精華油配方

· 義大利永久花	5滴
· 馬鞭草酮迷迭香	3滴
· 德國洋甘菊	1滴
· 冷壓芝麻油	4ml
· 聖約翰草油	1ml

〔抗頭皮芽孢菌：抗菌〕

· 上述配方＋百里酚百里香	1滴

〔抑制頭皮油脂分泌旺盛：去油〕

· 上述配方＋檸檬百里香	1滴

功效

- · 促進頭皮循環
- · 維持頭皮油脂穩定
- · 緩和頭皮屑
- · 緩解落髮

- · 頭皮不會瘀塞
- · 改善偏頭痛
- · 幫助睡眠
- · 恢復肝病造成的視力下降

使用方式

1 將精油配方均勻塗抹於頭皮後，使用五指指腹深入髮根按摩頭皮，讓頭皮充分吸收精華油。

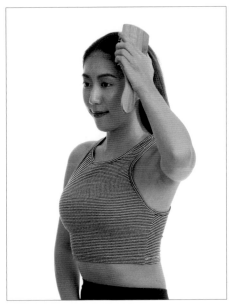

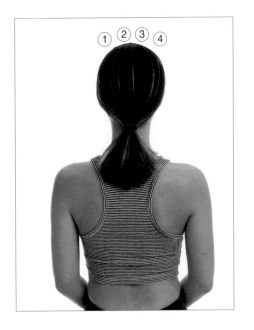

2 將頭皮從左至右分成四個區域，每一區自前額髮際線至後腦髮際線，由前往後梳，每一區都梳50下。

3 當梳理到氣結的地方或比較疼痛的部位可多滴一滴精華油，用指腹輕揉疼痛處，待精華油吸收後，再多梳幾次化解淤塞。

4 梳完後包住頭部不要吹到風，約10-15分鐘後用溫水洗淨。

5 也可將調和油放入滾珠瓶中隨身攜帶，按摩頭部重點穴位。此精油配方四季皆可以使用，如果在春天使用則可達到事半功倍的效果。

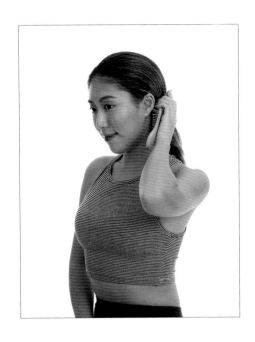

芳療配方的調和原理

馬鞭草
酮迷迭香

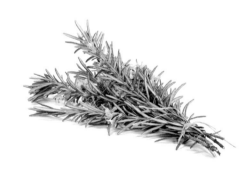

Rosemary（CT）Verbenone／
Rosmarinus officinalis ct.verbenone／唇形科／全株蒸餾

地中海沿岸是迷迭香家族的原鄉。最主要的三大產地分別是北非的突尼斯、摩洛哥與南歐的西班牙。粗壯的迷迭香灌木叢可高達180公分，在炎熱乾燥的夏季來臨前，就會開始採收春天成熟的迷迭香枝葉進行蒸餾精油。因此迷迭香精油具有春天生發的能量。

春天萃取的迷迭香精油，在臨床上可以觀察到，運用在春季時，對體內陽氣同樣具有生發的作用。

迷迭香精油都具有大量的酮類與氧化物的成分，按照化學成分比例的高低，區分成馬鞭草酮迷迭香、桉油醇迷迭香、樟腦迷迭香。因此選購時要特別注意精油主要的化學成分。

馬鞭草酮迷迭香，氣味溫暖清新，珍貴的馬鞭草酮有效的促進皮膚循環，可化解頭皮上的結節，促進新細胞再生，平衡頭皮油脂分泌。豐富的1,8桉油醇與乙酸龍腦酯具有穿透性，可緩解頭皮過敏造成的發炎現象，增加頭皮呼吸，帶來清爽的感受，並能喚醒深睡在體內的陽性能量。雖然馬鞭草酮迷迭香對頭皮有許多好處，但大量使用易造成神經刺激而產生暈眩。初接觸時請以低劑量開始逐步增加用量，但濃度不能太高。

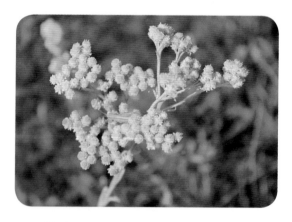

義大利永久花

Helichrysum Immortelle
Helichrysum italicum
菊科／花朵蒸餾

永久花拉丁語「Helichrysum」源於希臘語「金黃的陽光」。生命力強韌的永久花，在乾旱岩石嶙峋的山腰上依然能蓬勃生長。因此，家族成員樣貌豐富，足跡遍布地中海與亞得里亞海沿岸，為適應不同地形生存，所形成的精油氣味與化學結構各有差異。其中以法屬科西嘉島生產的精油氣味最豐富。經我多年臨床觀察，不同產地的永久花對身體的療效，其實無太大差異。

金黃色的永久花氣味甜美而飽滿，彷彿帶來地中海的陽光，屬於初春溫和的陽性能量，為料峭的春寒帶來幾許溫暖。珍貴的義大利酮，除了化解頭皮淤

塞，還能促進循環、幫助細胞新生；豐富的酯類，對身心皆具有止痛、放鬆的功效。有效撫平因壓力所造成的頭皮淤塞顆粒，軟化頭皮因壓力造成的緊繃，同時可促進健康頭皮細胞再生。

永久花精油是處理各式肌膚問題最優異的幫手。春、夏季時陽氣浮於身體表層，容易罹患皮膚疾病，例如：皮膚過敏、紅腫、搔癢、蕁麻疹、蚊蟲咬傷，割傷、瘀傷等，這些困擾皆可利用永久花與不同精油調配處理。

永久花除了處理肌膚問題，也有化瘀功能，是春天疏泄肝膽經絡最佳選擇之一。

德國洋甘菊

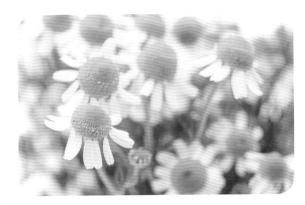

Chamomile German
Matricaria recutita
菊科／花朵蒸餾

德國洋甘菊是一支環境適應力極強的菊科植物。南起埃及北至德國，皆可見到它的生長足跡。從中世紀開始，德國洋甘菊幾乎成為西方國家的家庭常備藥草，相當台灣家庭運用當歸根一樣普遍，既可用來治病，其純露也可當作藥草茶飲用。

據紀載，洋甘菊常被用來緩解發燒、發炎、皮膚與呼吸道疾病。

黃白相間的德國洋甘菊花朵，被蒸餾後成為深邃的靛藍色精油。含有豐富的抗過敏與消炎成分的 α 沒藥醇與沒藥氧化物，性質偏涼。

初春剛剛生發陽氣，頭部疼痛往往是經絡阻塞造成的發炎現象，一滴微涼的洋甘菊綜合了永久花的溫暖，加入迷迭香調和，形成很好的協同作用，可以有效化解淤塞，緩解頭皮過敏、紅腫，癒合傷口。

個案 ❶

頭皮按摩完耳聰目明，
緩解長期工作所帶來的後遺症

　　我某年春天到某個大學演講，講述到頭皮甦醒配方時，邀請兩位年約50歲左右的女性聽眾來體驗頭皮按摩，其中一位婦女臉色蒼白，面容削瘦，經過5分鐘頭皮芳療按摩後，她的臉色恢復紅潤。

　　她提到自己有肝病，五年前動過白內障手術，最近覺得另一隻眼睛視力模糊，正準備再做白內障手術。當按摩頭部5分鐘後，原本視力模糊的眼睛，竟然比動過手術的眼睛還要清楚。當然，我還是勸她要去醫院進一步檢查。不過，適逢春天，肝膽經絡氣血較旺盛，中醫認為眼睛與肝經有密切的關係，藉著春天疏通頭部經絡，眼睛與耳朵經過氣血滋養，一定可耳聰目明。

　　另一位上台的聽者臉色潮紅，原來是正值更年期，虛火較旺。她自述有高血壓的困擾，最近覺得頭頸肩僵硬、頭部沉重。經過簡單的頭部按摩，她的臉色才由泛紅恢復正常。

　　這兩位都是職業婦女，長期坐在電腦前或低頭工作，導致頸椎長期受壓迫，造成肩頸僵硬，頭肩頸循環不好。不論是否已有症狀，請把握春季氣血生發的時機，搭配頭皮甦醒精華油按摩頭皮，幫助緩解工作帶來的後遺症，帶來耳聰目明的一年。

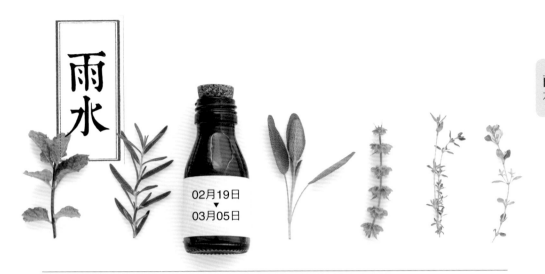

02月19日
▼
03月05日

節氣變化　雨水時節，常請大家觀察、記錄自己的肌膚變化。往往手部肌膚在冬天較乾癟，因為氣血藏在體內，覆蓋身體的皮膚呈現冬眠狀態。直到春天隨著陽氣的生發，皮膚即有明顯不同。乾扁的皮膚細胞像氣球一樣灌滿能量，表皮細胞被撐開呈現飽滿光澤，尤其是親近我們的手背肌膚變化最明顯。可把握每年春天的生發能量，替肌膚做一次汰舊換新的掃除，好好滋養肌膚再生新細胞、延緩老化，維持肌膚自然光澤與彈性。

「雨水」節氣保養法——煥膚

　　運用精油與純露滋養肌膚細胞，是眾多保養方式中最素樸的一種。僅利用簡單的植物能量，經過按摩、濕敷，達到喚醒肌膚，啟動身體原有的代謝功能。

　　身體的肌膚經過整個冬天的蟄伏，容易呈現乾燥無光澤，臉部的皮膚亦然。春天臉部的皮膚比較粗糙，或易過敏。此時利用天然的海綿，先替皮膚溫和去角質，再用調和好的植物精華油，仔細按摩、疏通臉部、頸部與眼睛四周經絡與穴點，幫助氣血循環，加速老廢細胞代謝，就像先替肌膚鬆鬆

土，再用具有生機的植物能量，幫助新肌膚增生膠原蛋白，使肌膚呈現自然光澤，恢復肌膚屬於春天的粉嫩。

「雨水」節氣芳療——肌膚回春煥彩精華油

臉部有許多經絡通過，易在嘴角、臉頰長痘痘，或肌膚暗沉、有斑點，可藉助按摩一掃這些暗沉，代謝掉臉部淤塞的水分，尤其是眼睛四周，疏通後會有亮眼作用。

雨水時，可以善用以下芳療配方，調製肌膚回春煥彩精華油，清除老廢角質與臉部結節、排除臉部多餘水分、促進循環、讓好細胞增生、臉部拉提、預防細小皺紋、幫助眼睛明亮、讓好氣色帶來好能量。

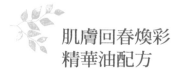

肌膚回春煥彩精華油配方

粉紅蓮花原精	1滴
大馬士革玫瑰	2滴
紅玉蘭Attar	1滴
玫瑰果油	5ml

使用方式

1 洗淨臉後，均勻擦上稀釋後的羅馬洋甘菊純露（水與純露稀釋比例：1：1）。並利用化妝棉沾純露濕敷雙眼皮5分鐘，放鬆眼周小肌肉。

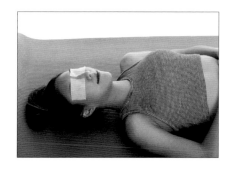

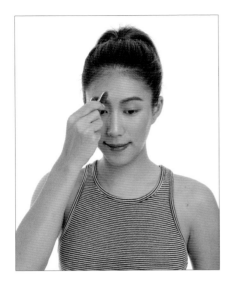
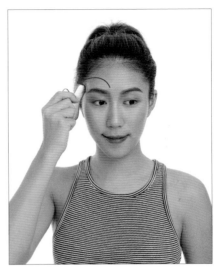
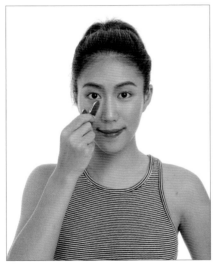
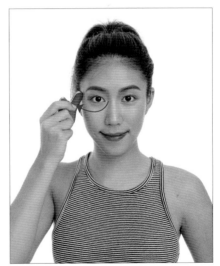

2 將精油配方均勻塗敷臉部。

3 使用撥筋板由內至外按摩上下眼眶。

（註：若無撥筋板可將雙手握拳，用雙手食指進行按摩）

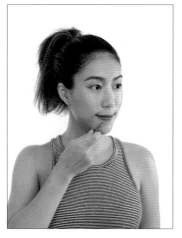 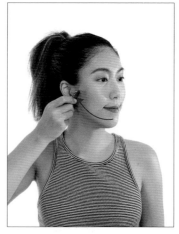

4 使用撥筋板順著臉部、眼睛四周輕輕按摩5分鐘，幫助臉部氣血提升。

大馬士革
玫瑰

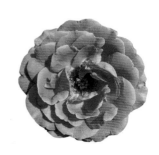

Rose／*Rosa damascena*／薔薇科／花朵蒸餾

　　五月，大馬士革玫瑰隨著微風搖曳，帶著笑顏向世界說嗨！這是屬於保加利亞玫瑰谷的芳香。經過悉心摘下的花瓣，放入水中慢慢加熱讓這一季最美的靈魂，一滴滴珍藏起來。經過蒸餾萃取的玫瑰精油，含有豐富的化學成分，稀釋在植物油中，每個分子被舒展開來，氣味極為優雅甜美。精油複雜的成分，對關係多元的現代女性來說，具有安撫與激勵的雙重心靈療效。提升愛與被愛的能量，增加個人的自信與魅力，同時對皮膚的保濕效果很好，激勵好細胞再生、舒緩過敏肌膚。

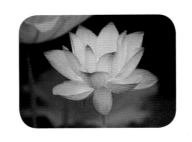

粉紅
蓮花

Pink Lotus Abs. ／*Nelumbo nucifera*／睡蓮科／花朵溶劑

　　粉紅蓮花在印度是吉祥女神，象徵財富。稀釋後氣味極為清雅，沒有令人驚艷的香氣。但是，與其他花朵精油調和後，卻可幫助調和精油的氣味變得更為圓潤，香氣也較為持久。這是粉紅蓮花君子的德行。不僅如此，蓮花精油中含有珍貴的蓮花酮，有效激勵細胞再生，並對瑕疵肌膚進行修護，加速皮下增生膠原蛋白，讓皮膚更加光澤有彈性；花朵的清香亦可幫助乙醯膽鹼分泌達到放鬆功效，還可加強皮膚中神經醯胺鎖水能力，撫平細小皺紋，讓皮膚美白水嫩。傳統中醫上，認為蓮花有利於肝、膽經，可幫助化瘀、促進循環，同時具有散虛火的功效，對臉部肌膚助益極大。

紅玉蘭
Attar

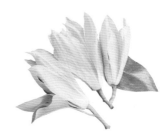

Attar Champa S.／*Michelia champaca*／木蘭科／花朵Attar

　　印度如何讚美紅玉蘭花朵的能量？孟買城中唯一的紅玉蘭樹，樹上僅綻放了一朵紅玉蘭花朵，她的香氣與能量，可以讓瑟縮在孟買城最角落處的人，都能感受到她的祝福與香氣，重新喚起生命躍動的能量。印度人認為紅玉蘭具有神聖的力量，對智慧具有開啟的作用。紅玉蘭是木蘭科家族香氣最濃郁的成員，也是知名調香師調製女性香水的秘密武器之一。印度人利用傳統古法，蒸餾出紅玉蘭花朵的香氣靈魂，與印度檀香精油融合在一起成為

「紅玉蘭Attar」精華油。紅玉蘭濃郁的花香，被檀香包覆後氣味溫潤厚實，除了可促進肌膚循環，幫助再生細胞，美好的香氣為初春帶來自信與好心情。

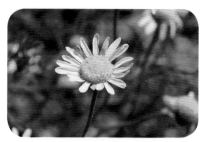

羅馬洋甘菊純露

Chamomile Roman／*Anthemis nobilis*／菊科／花朵蒸餾

溫和的羅馬洋甘菊純露，與礦泉水1:1稀釋後，連小嬰兒細嫩的皮膚也可以安心使用，稀釋後的純露適合製作鎮定面膜，按摩後敷臉以滋養肌膚。同時純露含有大量幫助放鬆舒緩的成分，可幫助眼周小肌肉群放鬆，促進眼周循環，緩解黑眼圈、眼睛發炎與不適，比如肝經虛熱造成的紅眼。所以，也可在眼睛疲勞後作為眼膜貼敷眼睛。

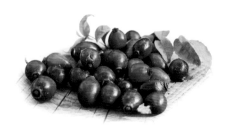

玫瑰果油

Rosehip／*Rosa mosqueta*／薔薇科／種子冷壓

生長在南美洲安地斯山脈，珍貴的野生玫瑰果實，經過冷壓萃取，獲得溫暖金黃的油脂，具有淡淡的玫瑰香氣，含有豐富多種不飽和脂肪酸、維他命C，幾百年來是智利人護膚的最佳保養油。

個案分享

個案 ❶

肌膚恢復水亮飽滿，雙眸有神，
改善因睡眠品質差所導致的肌膚問題

一位45歲的未婚女性，事業順利，注重養生並且作息規律，對肌膚保養極為重視。她常使用昂貴的天然保養品，也定期做肌膚保養療程。但今年春天開始睡眠品質變差，臉部肌膚呈現粗糙、暗沉，早上醒來眼睛出現少量乾澀分泌物。我建議她趁著春天身體能量生發時，利用精油配方做基礎的臉部療程，療程僅有簡單的清潔動作，接著利用煥彩精華油仔細按摩15分鐘，並加強眼周的按摩，按摩完畢後用礦泉水稀釋的羅馬洋甘菊純露敷臉20分鐘。

療程完畢後，個案非常驚訝她的肌膚恢復潔亮飽滿，尤其是眼睛感到分外明亮，我建議她可以自己一周進行一次這個療程，尤其春天勤按摩身體，可以幫助循環，提升新陳代謝，肌膚自然光潔明亮。平日仍可使用原本的保養品保養肌膚。

不過，臉部肌膚的問題反映的是我們內在身心狀態，請重視影響身心的根本問題，才能夠徹底改善症狀。

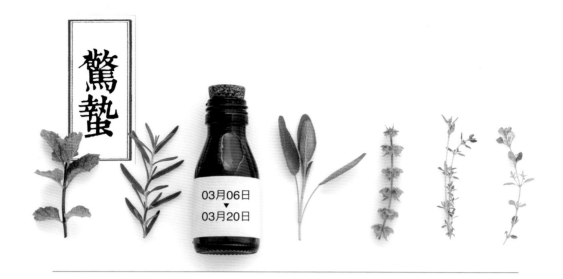

驚蟄

03月06日
▼
03月20日

節氣變化

驚蟄過後，天地陽氣循序生發。此時若體內陽氣的生發，跟不上天地的頻率，身體容易產生不適的現象，例如：暈眩、耳鳴，手腳痠、麻、脹等現象。這是因為氣血不足，無法進入身體末梢的關係，驚蟄節氣，幫助肝、膽經絡疏通，讓身體與大自然外頻率和諧一致。大量氣血從體內向上生發的過程中，若遇上阻礙，在不通暢的地方，我們會明顯地感到疼痛，所以春天易產生肌肉扭傷、背脊肌肉拉傷、肩頸僵硬疼痛或落枕現象。

「驚蟄」節氣保養法──清膽

　　中醫認為肝、膽經絡主疏泄，強大的疏泄能量，可將氣血送到身體最末梢處。疏泄過程遇上阻礙時，這股動能受了太陽的呼喚，會一直向前突破，身體淤塞處就會產生疼痛。春天最易發生上半身扭傷或是落枕現象。疼痛是提醒我們注意身體氣血循環不通暢，不可只吃止痛藥壓抑不適，認真看待疼痛的地方，可利用精油進行溫和的按摩。漠視疼痛，時間久了易形成病灶。造物主每一年總是給我們機會，重新檢視身體、儘早做修補。

驚蟄，正是疏通肝膽經絡的好時機。利用春天生發的能量，清除冬天累積在體內的廢物，提升免疫力，預防過敏，並可消除身體的水腫，排除體內濕氣，達到助眠與安神功能。芳香按摩、泡澡、走路、瑜伽拉筋，對疏通肝膽經都幫助很大。

「驚蟄」節氣芳療──足少陽膽經精華油

驚蟄時，可以善用次頁的芳療配方，調製足少陽膽經精華油，幫助膽經氣血運行，緩解肌肉、頭、肩、頸疼痛，並強化膽汁分泌，幫助消解脂肪、助消化，強化免疫功能、消化系統，緩解脹氣、排便不順暢。

按摩時，因少陽是小陽、初生之陽，經絡中少陽經包含了膽經、三焦經，扮演的角色是調控陰、陽能量的生發與收藏。春天是陽氣向上生發，位於身體兩側的足少陽膽經，正是幫助體內陽氣宣發無礙的經絡；然而為維持陽氣體內外之平衡，宣發至體表的能量亦不能太快，避免身體過於疲勞；此時體內陽氣需保持順暢，避免堵塞導致發生扭傷、落枕等現象。

因此足少陽膽經的精油，要能宣發能量，但又不可太快速，並要能夠化瘀。化瘀後，仍要保持體內的溫暖。因此馬櫻丹精油，在足陽少膽經配方中比例雖少卻很重要；膽經通過膽囊，膽囊分泌鹼性膽汁可與胃酸中和，加入紅橘精油可以促進胃腸蠕動，幫助消化吸收。

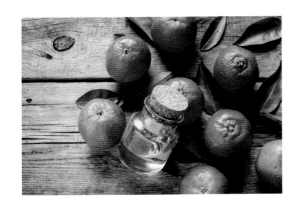

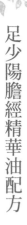

足少陽膽經精華油配方

馬櫻丹	1滴
希臘鼠尾草	12滴
紅橘	12滴
胡椒薄荷	5滴
冷壓芝麻油	30ml
沙棘油	1滴

注意事項

6歲以下、孕婦不適用，未成年降低濃度至3%。早上起床後任何時間，循膽經按摩108下，一天可數次。

使用方式

1 塗抹精油配方於肋骨外側，並使用虎口從上往下推擦，左右兩側分開進行，用右手推擦右邊時，身體向左邊彎。

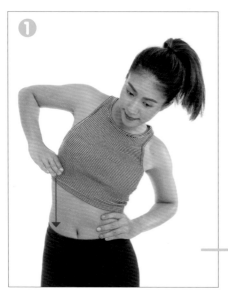
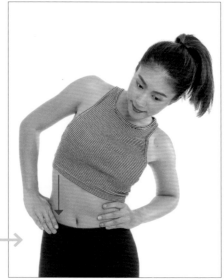

2 敲打大腿兩側膽經。

3 也可以塗抹精油配方全身按摩、
　加強肩、頸局部按摩，或是塗抹
　腹部緩解脹氣、助消化。

4 精油配方加入泡澡水中，幫助身
　體氣血運行。

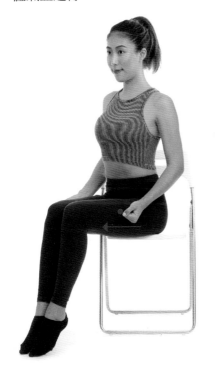

泡澡注意事項

• 全身塗抹精華油後進行泡澡。

• 全身泡浴不宜時間過長，以15～30分鐘為宜。

• 水溫不超過攝氏42度，老人、小孩、身體虛弱者水溫不超過攝氏35度。

• 泡完澡後，不要受到風寒，喝一杯溫開水幫助循環代謝。

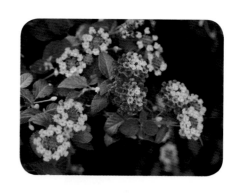

馬櫻丹

Lantana／*Lantana camara*
馬鞭草科／花朵蒸餾

在台灣處處可見一蓬蓬，生命力旺盛的馬櫻丹植株，但精油萃取卻是來自遙遠的馬達加斯加的馬櫻丹葉片。氣味溫暖強烈，其中高比例的印蒿酮是化痰最好的成分，尤其是對濃痰。在春天常可遇到感冒造成的喉嚨疼痛、濃痰咳不出，聲音沙啞無法說話，這時只要一滴印蒿精油，滴入芝麻油中漱口3分鐘，確實可以有效緩解喉嚨痛，幫助排除濃痰。馬櫻丹化濃痰的能力，不如印蒿精油表現優異，但是馬櫻丹推動身體陽性能量生發的效果，卻是印蒿不可及。雖然兩者都擁有高比例的印蒿酮，但是植物家族不同，偕同的化學成分殊異，因此作用在身體功效亦不相同。陽性能量強大的馬櫻丹精油，在膽經使用上，僅需一點點，即能提供強悍厚實的陽性能量。不要貪多，畢竟太炙熱的太陽會烤乾春天初發的嫩葉。

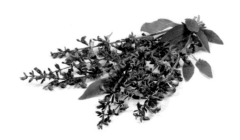

希臘
鼠尾草

Greek Sage／*Salvia triloba*／唇形科／葉片蒸餾

龐大的鼠尾草家族散布在地中海沿岸，是歐洲傳統醫療的重要草藥，但

是大部分鼠尾草精油，皆含有高比例的側柏酮或是樟腦。這兩者成分，對神經系統太過刺激，孕婦與嬰幼兒不宜使用。但是，春天是疏通膽經的重要時節，考慮調和配方應適用於大部分人，我選擇在鼠尾草家族中，原生於希臘克里特島，能量較溫和的希臘鼠尾草。它具有較高比例的1,8桉油醇與單萜烯這兩個成分，具備良好的肌膚細胞穿透性，有助於迅速打開淤塞的身體，替充足的氣血開闢一條寬敞的通道。豐富營養的氣血，正好滋養蟄伏了一整個冬季的肌肉筋膜。柔軟的肌肉大大降低扭傷、拉傷的機率。

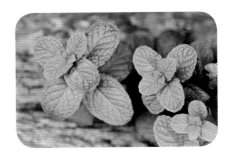

薄荷

Peppermint／*Mentha piperita*
唇形科／葉片蒸餾

　　薄荷是春天的植物，這是源於多年栽種薄荷的經驗。在台灣每年冬至節氣後，陽氣逐漸生發，開始在盆裡栽種薄荷，略加施肥澆水，薄荷就會長的莖粗葉茂，像精力旺盛的年輕孩子。若種在院子裡，薄荷就像淘氣的孩子，橫行霸道的蔓延，其他草本植物難與其競爭。但是過了端午，接近夏至節氣，太陽開始往南挪移，薄荷生長逐漸變得緩慢，葉片也較小。薄荷家族龐大，生命力強悍，極能適應生長環境。中醫認為薄荷葉幫助發汗，薄荷梗則有理氣功能，薄荷精油萃取時，是包含葉片與葉梗，所以兼具理氣與發汗兩種功效。從化學成分來看，高比例的薄荷酮，能有效化解淤塞。相同比例的薄荷醇可促進循環，有化解淤塞與促進循環的雙重功能，非常適合在春天調理膽經。

個案 ❶

放鬆緊繃的工作壓力，變得一覺好眠

　　2015年春天，一位中小企業的負責人來訪。她剛過更年期，平時工作極度用腦，壓力大，很難入睡，即使入睡也經常中斷或是多夢，白天只能靠意志力撐著完成工作。她希望能夠透過按摩好好睡一覺。為了喚醒她體內的生機，我選擇了春天適用滋養肝膽經絡的按摩油，利用疏通肝膽經絡的按摩手法，細細幫她按摩。療程中她睡得好沉，喚醒她後，心情極為愉悅。

　　經過連續三次的芳療按摩療程，她的睡眠品質變好，不但時間超過8小時，隔天起床精神狀況也非常好。不但讓她之後出國工作收穫豐碩，也讓她感受到身體回春。

　　足少陽膽經按摩油配方中薄荷、馬櫻丹、希臘鼠尾草，這三種精油都具有提神作用，如何能夠安眠？因為，春天過度活躍的頭腦會影響睡眠品質。中醫認為是虛火造成。給身體一點能量疏通肝膽經絡，身體的能量上下流暢，即能逐漸恢復身體平衡。

　　多年來使用精油常會被問到，為什麼酯類含量很高的真正薰衣草，對改善睡眠沒有太大幫助？初用時對睡眠有幫助，後來效果愈來愈不好。我提醒她切勿將薰衣草與安眠功效畫上等號。薰衣草並不能夠解決所有失眠狀況，睡眠品質不佳造成原因眾多，有些失眠原因可以利用薰衣草改善，有些則無法提供助益。我在臨床上發現，重度使用3C者，薰衣草可發揮的助眠功能極有限。但是，大部分的人，皆能透過按摩來改善睡眠。為何按摩可以改善睡眠？因為透過品質良好的按摩，可促進身體氣血循環，進而喚醒身體修補與排除廢物的機制。當身體開始修補與排除時，氣血忙於工作，自然希望身體放鬆、腦部休息。

　　這位女士只做了三次肝膽經絡按摩，即明顯改善睡眠狀況，後來狀況愈來愈佳。這是因為在對的節氣，用了對的植物能量。多年臨床經驗告訴我，到了夏天，同樣的精油配方，效果就沒有春天使用時這麼彰顯。因此，肝、膽經絡的精油配方，是幫助春天身體陽氣生發，處理春天身體容易發生的問題。同時也在這裡提出個人配油思考邏輯，提供大家參考。希望未來有更多的朋友，可以循著古人留下來的智慧，應著節氣陰陽的變化，調和出屬於你自己的配方。

個案 ❷

濕疹奇癢難耐，疏通肝膽經絡提升免疫力

　　個案因肛門搔癢，造成晚上睡眠困擾。久而久之，搔癢部位漸漸蔓延，只好去醫院看大腸直腸科，醫生診斷為肛門濕疹，開了止癢藥膏與口服抗敏藥物。雖然他的搔癢很快得到控制，但是一旦停止服用藥物，又開始奇癢難耐。我建議他搭配足少陽膽經精油配方，自己按摩肝、膽經，每日早晚塗抹於腿部及腹臀部。三天後，就緩解了他的搔癢狀況，停了西藥後也不再復發。這是因為疏通肝膽經絡可幫助身體的免疫能力平衡，改善過敏現象。

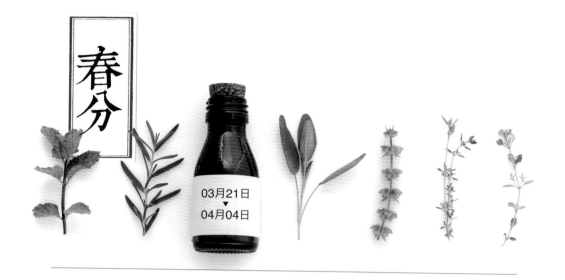

春分

03月21日
▼
04月04日

節氣
變化

春分時節，太陽走到赤道，天地間的陰、陽能量均等。白天的時間逐漸比晚上更長，也是陽氣能量大於陰的轉折點。春分之後北半球便開始日長夜短，光明大過黑暗。由於早、晚溫差大，除了需要提升身體的適應力，也要小心情緒不穩、莫名的憂鬱或暴怒，容易造成肝氣鬱滯。三月也是躁鬱症發病的高峰期，主要因內分泌會因季節變化，導致情緒亢奮、誇大妄想、淺眠。所以春分前後，幫助身、心陰陽能量平衡極為重要。

「春分」節氣保養法——陰陽調和

存在宇宙運行法則中，不僅是身體，情緒也會受到陰陽變化的震動。擁有穩定的優雅，是難得的修練成果。在人際複雜的社會中，雖然學會壓抑發怒，不顯露悲傷，但是內在澎湃起伏的情緒，仍會重重地傷害自己。罹患自體免疫系統、神經系統的疾病，常起因於內在起伏的情緒。皮膚是神經系統的延伸、容易過敏的皮膚內在有一個易受傷害的心靈。不斷打噴嚏、流鼻水，是為壓抑的情緒尋找出口。無法安靜的大腦影響睡眠，造成多夢、易

醒，氣血在臟腑與大腦之間來回奔波，身體無法獲得充分休息。放下不容易，放鬆更是要學習。

「春分」節氣芳療——芳香嗅吸情緒治療

春分時，運用芳香氣味療法，讓植物精油豐富的分子，經過鼻子嗅覺神經，進入大腦中處理情緒的邊緣神經，幫助情緒穩定，調整情緒回到初心，被大地母親溫暖、堅實的擁抱，給予天地豐沛的能量，元氣滿滿迎接生命的挑戰。

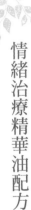

情緒治療精華油配方

· 甜橙	15滴
喀什米爾薰衣草	6滴
· 岩蘭草	1滴
· 荷荷巴油	5ml

注意事項
嬰幼兒及兒童時，需降低濃度至1%

使用方式

1 找一個舒適、安靜、光線柔和的場所，放著柔和的音樂。

2 將脊椎放在座位的正中央，肩膀放鬆，雙腿平放在地上，腰背挺直，增加呼吸的深度。

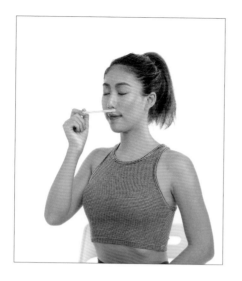
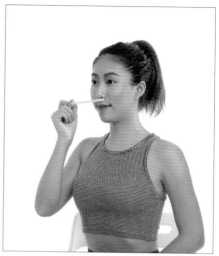

3 手持沾了精油配方的聞香紙，距離鼻子約3公分的距離，閉上眼睛、嘴巴，僅以鼻子嗅吸聞香紙，頻率為吸氣5秒，吐氣5秒。

4 第一次做芳香情緒治療，以1分半鐘為限，逐步增加到5分鐘。

甜橙

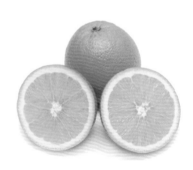

Sweet Orange／*Citrus sinensis*／芸香科／果皮冷壓

　　來自東方世界的黃金果實，千百年來，歷經不同民族的青睞，最後在陽光奔放的地中海沿岸駐足。甜橙對不利的生長環境，比其他柑橘類，具有更大的容忍度與適應力。經過低溫的寒冬，春天溫暖的陽光促使沁心的橙花逐漸開放。初夏，指尖大小的綠果實，經過陽光的烘烤，逐漸壯碩，果皮也由

綠轉黃。秋天一樹的金黃等待收成。透過溫度高低變化起伏，以及陽光的淬鍊，磨掉了甜橙的酸澀。果皮冷壓萃取的精油，氣味甜美，像嬰兒無邪的笑容，帶著金黃陽光能量卻不炙熱，安撫了所有憤怒。溫暖的陽性能量，正是春天幫助走出情緒陰霾的好幫手。回到初心，無憂無懼。

喀什米爾薰衣草

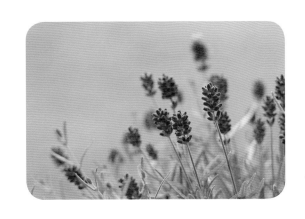

Kashmir Lavender
Lavandula angustifolia
唇形科
開花全株蒸餾

高海拔被冰封的雪山山坡，充滿礫石的草地，這裡很難有其他植物可以生長，喀什米爾薰衣草克服種種的艱難，在這片廣大的土地上逐漸廣布繁衍開來。適應了冬天的嚴寒，高聳的山脈成了最好的寒風屏障，春天從山上汩汩流下融雪，滋潤了努力生長的根系。五月底盛開的薰衣草，一路向天際崢嶸。偌大的山谷，空氣中流動著紫色的香氣，安撫了不安的躁動。喀什米爾薰衣草，是一位優雅高貴的皇后，包容尖銳的對立、粗魯與憤怒，將一切的不悅化為面對挫折的能量，是子民心中溫暖的母親。

母親是給予你勇氣、希望、歡笑、庇護；受傷後為你包紮；責罵你後，又能完全原諒你；在你熟睡時，默默為你祈禱祝福的人。

喀什米爾薰衣草是一個極佳的陰陽平衡精油。豐富的酯類像媽媽溫柔的雙手，撫平焦躁不安的情緒。單萜醇則是激勵向陽，在紛亂中澄清思緒，激發春天豐沛的創造力。

岩蘭草

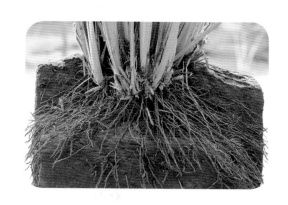

Vetiver
Vetiveria zizanioides
禾本科
根部蒸餾

生長於溫暖潮濕熱帶地區的岩蘭草，長相雖極不起眼，長在地面上葉子部分，乍看會誤以為是一叢野草。但是其強韌的根部綿綿地向地底延伸，主根可長達200公分。密密的鬚根牢牢地抓住土地，可防止土壤因雨水過度沖刷而造成流失，並可涵養過多的雨水在乾季不致枯竭，默默地替大地子民守護住賴以生存的土地。

生命力強大的岩蘭草，即使在受汙染的環境仍可長的鬱鬱蔥蔥。因為其根部具有強大的代謝力量，可淨化土壤殘留的化學汙染物。它是不起眼，但能量極為強大的禾本科植物。

從根部蒸餾萃取的精油，工序繁複，能萃取的精油量極低，具有穩重厚實的木質土味。但因生長的環境不同，精油所產生的氣味也有一定程度的差異。留尼旺島的岩蘭草，木質氣味中略帶有花香，是香水界的最愛。但是產於南印度的岩蘭草，氣味較有濕潤的泥土味，在阿育吠陀治療上，認為其能量貼近大地，可幫助躁動的身心凝神內斂。因此亦被稱為是「寧靜之油」。幽幽地鼓勵人們，能夠幫你大腦思慮清晰，能夠幫你邁出堅定的步伐。

春分需要調和陰陽的能量。甜橙代表溫和的陽能量；薰衣草則是具有飽滿的陰、陽能量；岩蘭草，根部帶有厚實穩健的陰能量，穩住躁動、易怒的情緒。多一點思量，不要因浮躁而打破身邊一切美好。

個案分享

個案分享

個案 ❶

吵鬧孩童也可以專注靜心的學習

如果你希望一群四、五年級的小男孩，坐正身體，打開經書，一字一句的隨著你朗誦，是極難辦到的事情。

正因為他們是春天的孩子，這股陽氣初發的能量，擾動著他們身體，在椅子上不安扭動著。一會兒，手碰一下隔壁同學；一會兒，腳踢一下前面的同學，這些擾人的動作，在教室各角落，造成一股股令人不安的小騷動。

如何能將這份春天躁動的能量，慢慢收攏起來。讓孩子們專注30分鐘好好學習，是每一位老師的願望。

這一天，我試著讓孩子們做一次芳香嗅吸，企圖穩定他們的情緒。在上課前，分給每位孩子一張沾了精油的聞香紙，拿到紙條之初，孩子們好奇地把玩，直嚷著什麼味道。我隨即關上燈，讓他們隨著音樂律動。不久後，這些躁動的小男孩，逐漸安靜下來，順著口令，吸氣、吐氣的嗅吸。3分鐘後，打開燈，望著台下的孩子，一雙雙無邪的眼睛，慢慢安靜下來，這個陰陽平衡的配方，竟然讓我獲得意外的成果。

大部分的孩子，這一天能夠安穩地隨著我一起朗誦經典。整齊的聲音迴盪在教室：子曰：「弟子入則孝，出則悌，謹而信……。」這日我們朗誦的是《論語·學而篇》，感謝植物的能量，讓春天躁動、漫流的能量逐漸收攏。孩子，我們一起邁出學習禮儀的第一步。

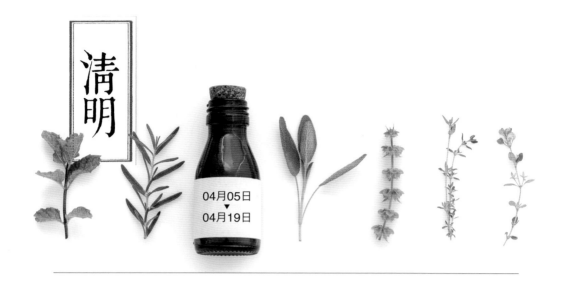

清明

04月05日
▼
04月19日

節氣變化　清明時節一定要多注意家中的長者，仔細觀察他們的狀態，避免發生中風或暈眩，造成摔跤意外。因為春天肝氣向外舒展，經過肝經調節，全身氣血方能順利運行。如果因身體鬱塞造成肝氣鬱結，氣血無法疏發，便容易出高血壓、暈眩、頭痛失眠、健忘、憂鬱等現象。血壓如果反覆升高，容易發生中風及心腦血管疾病。把握春天認真排除一切造成循環不暢通的因素，替自己與家人勤按摩，幫助氣血循環順暢，疏通肝氣，神清氣爽的走過春天。

「清明」節氣保養法——疏肝氣、清肝毒、降肝火

我們認知的「肝」相似西醫，指的是消化系統的「肝臟」。而中醫所指的肝、膽經絡，掌管代謝循環，包含了肝臟、膽囊、血液的成分、眼睛、韌帶、筋膜、神經傳導系統、精神感官、內分泌系統部分功能等。

芳香療法可幫助養肝護理的三步驟分別是：

❶ 疏肝氣

芳香按摩、泡澡，可以幫助循環，使筋骨滑利柔軟、活力煥發、能量飽

滿，提升細胞修護功能，讓肌膚充滿光澤，不易生斑點與痘疤。

❷ 清肝毒

中醫的肝毒指的是，累積在結締組織間的酸性物質與老舊細胞，可利用按摩、瑜伽、溫和運動幫助循環代謝。

❸ 降肝火

肝屬木，木生火，造成臉部熱潮紅、血壓高、頭暈、視力模糊、眼睛乾澀、肩頸痠脹、皮膚乾燥暗沉。芳香按摩、芳香嗅吸皆可達到降肝火。

「清明」節氣芳療——足厥陰肝經精華油

清明時，運用養肝護理精華油配方，促進氣血循環、清除冬天累積在體內的廢物、濕氣，溫和提升免疫力、預防過敏、助眠、安神、早晨起床神清氣爽，緩解偏頭疼、暈眩，預防陽氣生發造成的扭傷、痠痛。

足厥陰肝經精華油 配方

龍腦百里香	15滴
檸檬	10滴
髯花杜鵑	1滴
歐白芷根	1滴
冷壓芝麻油	30ml
沙棘油	1滴

注意事項

6歲以下、孕婦不適用，未成年降低濃度至3%。睡前循肝經按摩108下，一天一次，每天使用。

使用方式

• 小提示：使用撥筋板按壓肝經的太衝穴，可以幫肋瀉肝火。

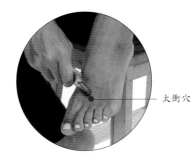

太衝穴

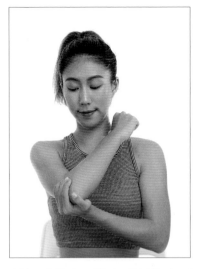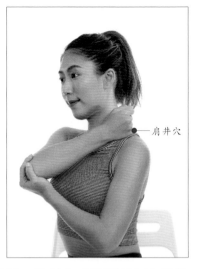

肩井穴

1 敲打肩井穴：將左手托住右手手肘，使用右手拳頭敲打左邊的
  肩井穴；換邊則相反。

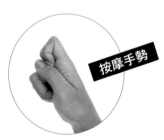

按摩手勢

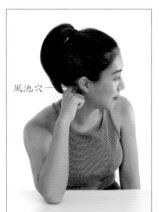

風池穴

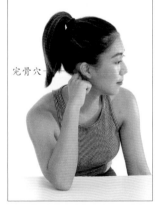

完骨穴

2 按壓風池穴、完骨穴：
  可將手肘置於適當高度
  的桌面上，手握拳，使
  用食指關節按壓或按揉
  風池穴及完骨穴。

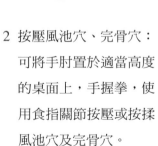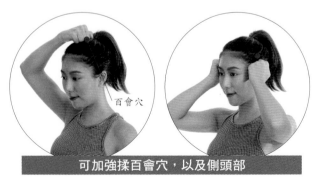

百會穴

可加強揉百會穴，以及側頭部

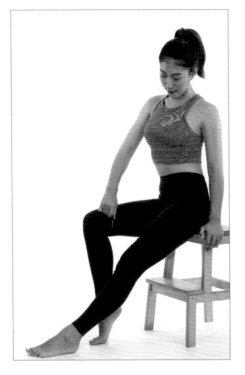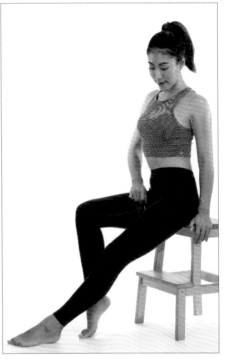

3 按摩大腿內側的肝經：將按摩油塗抹於大腿內側，使用撥筋板（或掌根），從膝蓋沿著大腿根部的大收肌外緣方向推擦。

4 按摩後可以泡澡，幫助氣血運行。

泡澡注意事項

- 全身塗抹精華油後進行泡澡。

- 全身泡浴不宜時間過長，以15～30分鐘為宜。

- 水溫不超過攝氏42度，老人、小孩、身體虛弱者水溫不超過攝氏35度。

- 泡完澡後，不要受到風寒，喝一杯溫開水幫助循環代謝。

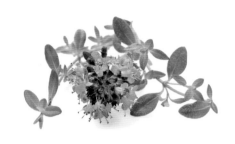

龍腦
百里香

Thyme Borneol／*Thymus satureiodes*／唇形科／全株蒸餾

南法的普羅旺斯是龍腦百里香的原鄉，法國人移植到摩洛哥北部，努力適應環境後，形成特有的百里香品種。正佇立在地中海南岸蒼蒼莽莽的大地，遙望北方。約在六月，太陽還不算太炎熱，開始收割葉片含油飽滿的百里香。蒸餾萃取的精油，像春天煦和的陽光溫暖卻不強烈，仍然具有百里香家族抗菌的特色，能夠提升免疫力，預防感冒，緩解過敏現象。

龍腦百里香有高比例的半萜烯，可以有效促進循環、排除體內濕氣、緩解關節肌肉痠痛。特有的龍腦成分則類似中藥的冰片，氣味辛香、溫暖，能幫助排除上呼吸道痰液。

「春眠不覺曉」是因為春天肝氣不順暢，無法排除體內濕氣所造成。促進循環的龍腦百里香可達到疏肝、清肝，提升代謝的功能。

檸檬

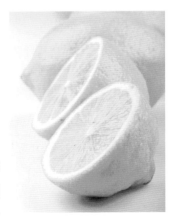

Lemon／*Citrus limonum*／芸香科／果皮冷壓

被地中海陽光曬的黃澄澄的果皮，壓榨出來的檸檬精油，氣味愈酸品質愈好。位於法國、義大利交接的Menton（蒙頓），以生產黃檸檬著稱，每年

二月在檸檬採收的季節，舉行盛大檸檬節。檸檬香氣瀰漫蔚藍海岸，似乎預告春天即將來臨。據考證檸檬原生地應該在印度，隨著阿拉伯人的足跡，輾轉帶到義大利南部，逐漸延伸到法國南部與西班牙南部栽種，然後廣布至全世界。但精油品質目前以地中海沿岸所產的香氣、酸味最佳。

同是柑橘屬的檸檬，清新的香氣相較其他成員更為明顯，對潮濕的空間具有清新淨化的作用。單獨嗅吸檸檬精油，可幫助疏肝氣、降肝火，一掃鬱悶的情緒。調和檸檬與迷迭香後嗅吸，可提振精神幫助記憶。

髯花杜鵑

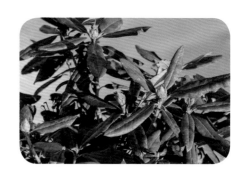

Rhododendron
Rhododendron anthopogon
杜鵑花科
葉片蒸餾

春末夏初杜鵑花，在尼泊爾喜馬拉雅山向陽坡上安靜、熱烈的開放，映著湛藍的天空，滿山鮮豔。當地民俗，喜在開花時採下葉子和花，作為治療感冒或喉嚨疼痛的茶飲，具有清熱的功效。秋冬採根曬乾或鮮用，可治風濕疼痛。夏天花朵凋謝後，採下葉子曬乾，揉碎後攪拌酥油，作為修行人祝禱的薰香。安穩的香氣撫平了春天的蠢動，寧靜的身、心讓平和的能量，緩緩的穿透、流過，帶走屬於紅塵的喧囂。

杜鵑精油是花和葉子蒸餾萃取而得。氣味內斂香甜，不似一般花朵的芳香，但有一些水果的甜美。豐富的半萜烯溫和幫助循環，打開凝滯的身體，有效幫助疏肝、清肝、降肝火。

歐白芷根

Angelica／*Angelica archangelica*／繖形科／根部蒸餾

歐白芷根原生在歐洲東北部，喜歡在水邊生長，根系生長特別發達。十七世紀歐洲瘟疫流行時，廣泛被使用，其發達的根部對虛弱的身體具有滋補功能，有「天使的腳」之稱。春天繖形科植物正當令，又以當歸、茴香、芹菜最能幫助陽氣生發、化鬱滯，同屬繖形科的歐白芷也具有這樣的效果。根部萃取的精油，具有抗凝血功能，可幫助疏肝氣、降肝火，但劑量不可高，高劑量反而會造成身體不舒服。歐白芷根精油溫和促進循環，搭配淋巴引流按摩可淨化身體。臨床上，對腎經與肝經皆具有滋補作用。

歐白芷根，對於常有想法但遲遲無法落實的人，具有鼓舞的作用。春天是一年的開始，需要動能去落實新計畫，可以多利用歐白芷根助自己一臂之力，微量使用助眠效果，也可幫助養精蓄銳，面對明天的挑戰。

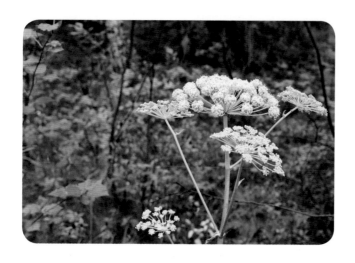

個案 ❶

排毒排濕，頭部不再腫脹發病

個案是52歲的女性，過去十年左右，只要沒睡好或太累，右眼下眼瞼處就會抽動。2013年，她到醫院檢查腦波、看眼科都找不出原因。2015年夏天從西藏回來後，從照片中發現右眼有點下垂，急忙去看眼科。檢查後，醫生還是說視力沒事。但右眼壓力大，下垂現象時好時壞。2017年眼睛的不舒服更嚴重，左右雙眼皮明顯不對稱，我為這名個案疏通眼睛周邊經絡，就摸到眉骨下有個東西，核磁共振攝影（MRI）找到是一顆比眼球小三分之一的腫瘤。

我建議她馬上使用頭皮甦醒精華油和肝、膽經精華油配方，刮頭和肝膽經絡，睡前腳底抹脾胃精油配方。她隔天一覺醒來，驚覺腿和頭髮都濕的，這是身體在排除濕氣，有時濕氣會從汗水及大小便排除。後來她每天晚上刮肝膽經，並擦肝膽精油配方，第三天頭頂長好多紅疹，奇癢無比，還流黃色組織液，臭氣沖天，每天身體就像泡在水缸裡一樣；還不只有這樣，塗肝、膽經精華油，刮手心包、三焦經，刮畢後手臂起滿疹子，兩側脖頸到前胸好像長痱子一樣滿滿的。

雖然過程十分痛苦，但她持續使用精油幫助順暢肝膽經絡加上口服沙棘油，三、四個禮拜後，頭部逐漸感到輕鬆，流汗順暢，手臂的疹子也沒有了，原本腋下黑色素也變淺，因為同時搭配運動及泡鹽水澡。一個多月後，她的皮膚平滑柔軟，跟以前明顯不同，人也輕鬆許多，搭配精油與按摩經絡，疏肝氣、清肝氣、降肝火之後，排除長久累積在身體內的濕氣。當然腫瘤還是請醫師處理，眼睛周圍看比幾個月前要消腫許多。

徹底改善肩頸及坐骨神經發炎疼痛

個案是45歲的女性，平日工作繁重，肩頸常拉傷，導致筋膜發炎，2011年時坐骨神經發炎疼痛，幾乎有半年時間無法正常行動，生活極不方便，雖然她試過很多療法，但暫時復原後仍常常發炎。

自從她學習春天疏通肝、膽經絡之後，連續兩年春天很認真利用肝、膽經精華油配方按摩肝膽經絡。今年春天，全身長滿大痘痘，仍繼續使用配方油按摩；春天快結束時大痘痘慢慢好了，沒有留下疤痕，而且筋膜沒有發炎，行動順暢地度過春天。

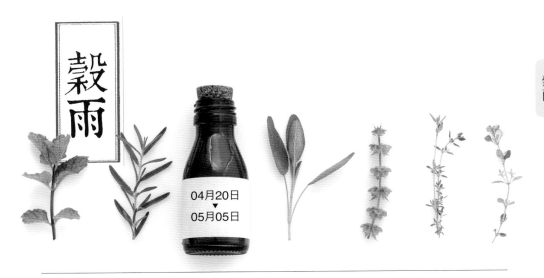

04月20日
▼
05月05日

節氣變化　穀雨是春季最後一個節氣，清明到穀雨這段時間最怕的就是外濕。整個春天最重要就是疏通與淨化兩項工作。第一要避免身體受到濕氣和寒氣侵襲，第二就是做好腸胃保養，替夏季脾、胃經絡做好準備。每個季節最後的18天是脾經氣旺的時候，如果這時讓外界的濕氣進入體內，會削弱脾胃經絡運行，發生拉肚子、排泄不順暢、胃腸脹氣、胃食道逆流等現象。在春、夏受了濕寒，脾經運行不順，身體新陳代謝逐漸緩慢的話，許多女性到了冬天，就會形成腰腹肥胖。

「穀雨」節氣保養法——暖腹瘦身

　　經過冬天攝取豐富的飲食，春天口味自然會變得較清淡，每年過完農曆春節後，會發現市場的蔬菜樣式豐富又很便宜。春天是蔬菜盛產的季節，大自然早已替我們的身體準備了豐富的綠色蔬菜，幫助疏通肝膽經絡，讓體內的陽氣生發。春天多吃綠色蔬菜可幫助好的礦物質吸收。在台灣，一年當中蔬菜何時會慢慢變貴？夏天。過了端午節以後，葉菜類產量會慢慢變少。到了七、八月，溫度濕度皆高，不利葉菜類生長，尤其是高麗菜。因此颱風來

時，不要再抱怨為何高麗菜、青蔥會變得這麼貴？因為生長時間過了。

　　春天，尤其是清明節氣後，是一年最佳的減肥時機，利用陽氣的生發能量，幫助氣血運行順暢，將冬天淤塞在體內多餘的脂肪一併排除體外，迎接輕盈的一年。減肥先減腹，減腹要先溫暖腹部。暖腹首重避免喝含糖冰飲料與酒精飲料，多喝溫開水。其次，減肥不能過度節食，尤其在春天，新細胞正在生發，臟腑也藉此新生能量更新汰換。應該要謹慎挑選食物而非不吃食物，不要因減肥造成身體內分泌和正常機能紊亂。在春天我們一起健康瘦身。

「穀雨」節氣芳療——暖腹瘦身精華油

　　從中醫論點來看，肝鬱和脾虛會造成肥胖。因為肝鬱會造成膽汁分泌不足，脾虛則會胰島素分泌異常，也就是肝脾不合。膽汁與胰腺剛好是消除脂肪的兩大重要元素，只要激勵膽汁與啟動胰腺功能就可以快速解決肥胖問題。

　　春天陽氣暢旺，也是一年中瘦身最佳時機。穀雨時節雨量豐沛，天氣難免潮濕悶熱，利用不同植物特性，調和一瓶疏肝暖腹的按摩油，幫助清除冬季進補後累積在腹部多餘的脂肪。

　　因此，我們可以利用薑精油疏通肝膽經絡，使氣血流動順暢。薑是促進身體代謝循環、溫暖腹部的最佳精油。但是，它強烈的土味，往往讓人聯想到冬令進補的薑母鴨。配方中加入同樣具有溫暖功效的丁香花苞精油，讓氣味變得更加溫暖怡人。不過，濃度不宜過高，避免刺激皮膚。鼠尾草除了化瘀，也是化解脂肪的最佳幫手，蒔蘿促進腸道蠕動，杜松漿果幫助排水，依蘭與檸檬薄荷，除了能讓氣味更芬芳，也能延長按摩油溫暖的效果。

暖腹瘦身精華油配方

· 丁香花苞	5滴	· 檸檬薄荷	8滴
· 鼠尾草	5滴	· 薑 CO₂萃取	5滴
· 蒔蘿	5滴	· 完全依蘭	3滴
· 杜松漿果	8滴	· 芝麻油	30ml

注意事項
12歲以下、孕婦不適用，未成年降低濃度至3%。

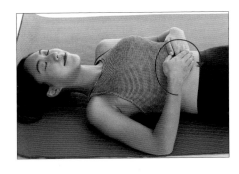

使用方式

1 睡前與起床前躺在床上（屈膝可讓腹部較放鬆），將按摩油以順時針塗抹在腹部、肚臍四周，按摩5分鐘。

2 雙手捏起肚臍左右兩側（天樞穴）的肚皮，上下抖動約3分鐘。

3 雙手捏起肚臍左右兩側朝向肚臍擠壓，約3分鐘。

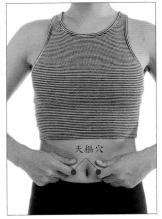

天樞穴

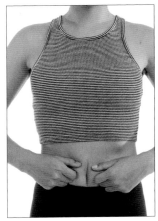

註：步驟2、3手法較刺激，除了睡前外，隨時都可進行。

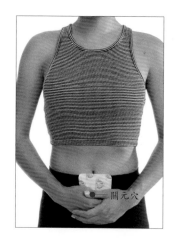

關元穴

4 敲打完畢後，使用暖暖包或用雙手掌心置於關元穴上熱敷。

• 小提示：腹部按摩——減腹先溫腹

　　腹部有哪些經絡通過？足太陰脾經、厥陰肝經、陽明胃經、少陽膽經和任脈。要瘦小腹，任何時候都不要讓腹部受涼。利用溫暖的健脾胃的精油搭配基底油塗抹腹部，幫助腹部常保溫暖。小腹溫暖了自然會慢慢瘦下來。

芳療配方的調和原理

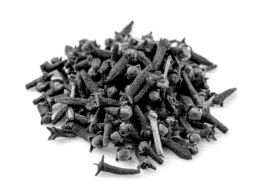

丁香
花苞

Clove Bud／Eugenia caryophyllata
桃金孃科／花苞蒸餾

　　高大常綠、鬱鬱蔥蔥的的丁香樹，在終年濕熱、低海拔、排水良好的赤道地區生長著，對土壤的肥沃度不挑剔，但是開花時期雨量不能太過充沛。

　　整株丁香樹，油亮的樹葉與樹枝都具有香氣，尤其是丁香花，香氣更為沁人。丁香樹開花後香氣大減，因此在花苞轉紅之際採摘下來，加以乾燥將

香氣鎖在花苞中。丁香花苞古稱雞舌香，長久以來廣受亞洲人的青睞，常添加在菜餚、飲料中，作為提升食慾與幫助消化的調味料，或成為古代風雅人士的口香糖。漢朝大臣奏事之前，會嚼丁香增添口氣清新，此舉在當時蔚成風潮。

如果長途旅行僅能攜帶有限的精油，丁香花苞絕對是我必備精油之一，因為蒸餾萃取的丁香花苞精油，蘊含高比例的丁香酚，具有抗菌與提升免疫力的功效，同時可幫助腸道蠕動，消除脹氣，曾經在旅途中吃了不潔的食物，腸胃極度不舒服，口服一滴丁香花苞精油，並調和0.5％的按摩油塗抹在脾、胃經絡與腹部，腸胃很快得到淨化，迅速緩解不適感。

法國知名芳療大師馬勒碧優，讚許丁香花苞精油可幫助子宮收縮，是產婦最佳幫手，但對皮膚具有刺激性，因此調和按摩油時比例應在1％以下。

多年臨床發現，溫暖、辛辣的丁香花苞精油對脾、胃經絡具有健胃，去濕的作用。暮春穀雨時節，雨水豐沛溼氣較重，脾經遇濕則會阻擾肝氣的舒展，多利用丁香花苞幫助排濕，提升肝膽經絡的通達。丁香花苞也是調香的好幫手，氣味突出的薑或是繖形科植物，添加幾滴丁香花苞，古怪的氣味也被打開的花苞融合於其中，變得笑臉迎人。

鼠尾草

Sage／*Salvia officinalis*／唇形科／葉片蒸餾

唇形科植物最大特色是適應生存環境，耐乾旱，因此全世界降雨量低的地區，皆可看見其家族繁殖的身影，鼠尾草家族正是典型的唇形科，龐大家族生長足跡遍布世界各地。但是不同地區所產的精油氣味，與化學成分有很

大的差異，使用前應先做確認。

　　初學芳療看見書上介紹，鼠尾草精油含有高比例的單萜酮，具有化瘀、分解脂肪的功能。立刻將自己當作臨床實驗個案，於是調和了大約15％濃度的按摩油，包含鼠尾草、玫瑰天竺葵、甜茴香，認真地按摩大腿內側與腹部，發現消水腫效果確實不錯。不過，我與剛做完月子的朋友分享這個配方，當晚即接到朋友心跳急促、呼吸困難送急診室的消息，原來她減肥心切，塗上30％高濃度的按摩油，好險是虛驚一場，但也讓我見識到使用高濃度鼠尾草的驚人威力。

　　含有高比例的單萜酮精油，常被警告要注意神經毒性，但是適量的單萜酮在溼度高、黏膩不適的季節，可有效排除濕氣讓身心感到通透、爽利。鼠尾草最適合在春、夏兩季使用，適量使用，對紓解肝鬱、去脾濕可發揮極大作用。

　　腹部是脾、胃、肝、膽經絡運行的重要部位，但是長期久坐的工作，容易讓氣血淤塞在腹部，導致腰部愈來愈粗壯。春末夏初，多多使用含有鼠尾草的按摩油，化解腹部淤塞的氣血，準備迎接明亮清爽的夏季。

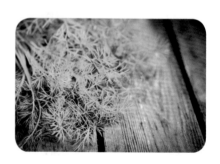

蒔蘿

Dill／*Anethum graveolens*／繖形科／全株藥草蒸餾

春天是繖形科植物生長最茂盛的時節，也是養肝膽，疏通肝膽經絡最好時機，非常巧合的是，大部分繖形科的精油，確實都有排濕、疏通、化瘀塞、疏肝利膽的功效。

　　蒔蘿整株植物皆具有香氣，是繖形科家族成員之一，萃取的精油可分為

種子萃取的蒔蘿籽精油，與整株植物（含種子）萃取的蒔蘿精油。蒔蘿籽精油含有較高比例的香芹酮，氣味較強烈，有效促進腸道蠕動，幫助消化與排脹氣，但是較不適用於孕婦與嬰幼兒。

整株萃取的蒔蘿精油，則含有較高比例的水茴香萜，氣味較溫和，除溫和助消化，對疏通肝膽經絡效果也較佳，同時可溫和消解嬰幼兒的脹氣。

腹部是脂肪最易聚集之處，消除腹部脂肪除了多運動，可利用腹部局部按摩手法，加上激勵肝膽經絡疏通的精油，疏通肝膽經絡可促進脂肪代謝，能夠有效幫助粗壯的腰腹恢復纖細。春天到了，一起來減肥吧！

個案分享

個案 ❶

清完宿便，小腹明顯小一號

個案是一位38歲的職業婦女，第二個孩子出生後，一直希望可以消除微凸的小腹。我建議她馬上改變作息與飲食習慣，請她每天早晚一定要塗抹暖腹瘦身精華油於肚子，並敲天樞穴15分鐘、熱敷小腹。做完後喝150CC溫開水。一週後，她告訴我，她排除了非常多宿便，同時也改善了困擾多年的脹氣。

三週後，她開心地跑來告訴我，她的小腹明顯小一號，今年可以穿上漂亮的短褲了。同時她感到奇怪，晚上不再那麼想吃宵夜，早上會覺得肚子餓。原來嗜酸嗜辣，現在胃口也變得較清淡。確實腸胃改善了，口味也會改變，這是身體恢復自然的反應。過去十年，許多個案都會有此回饋。

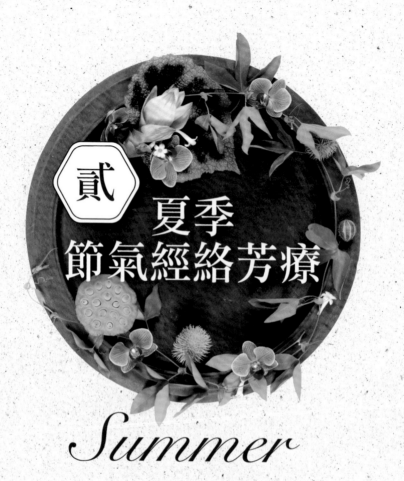

貳 夏季 節氣經絡芳療

Summer

天地一大窯，陽炭烹六月。
萬物此陶鎔，人何怨炎熱。
君看百穀秋，亦自暑中結。
田水沸如湯，背汗濕如潑。
農夫方夏耘，安坐吾敢食！

——宋·戴複古《大熱》——

進入夏季，經過春季努力向上竄升陽的生機，此時天地充斥著滿滿的陽能量。豔陽高照，雨水充沛，天無私覆，地無私載，萬物在天地間沒有好壞之分，皆給予相同的生機。大地滋養糧食作物時，同時也給糧食旁的雜草能量；自然給予人類生機時，同時也賦予蚊蟲、細菌、病毒繁衍的能量。萬物是平衡、平等的共存於天地之間，破壞了這個平衡，我們就必須面對自然的反撲，誰也無法遁逃。古人理解了天地循環的不變真理，諄諄教悔我們，一定要心存順應自然，保持敬畏之心。

金文中的夏是這麼寫的

→ 是思慮的意思
→ 是抓
→ 操持
→ 墾荒用的刀具
→ 觀天象的占卜
→ 農作的工具耒

　　這一個「夏」字道盡了古人生存的辛苦。農人到了夏天，勤懇工作，利用不同的工具用心呵護，幫助植物成長，同時注意天象變化，日日操心，祈求風調雨順，豐收時不要產生災害。

　　宋代詩人戴複古的〈大熱〉將夏天農人辛勞形容得十分到位，現在我們不需踩踏在熱如沸水的農田中辛勤工作，但是絲毫沒有減少為了生存累積的辛勞，只是改變了工作的形式。

　　雖然大部分的工作由室外走入室內，還有冷氣、冰箱可供消暑，但是夏季容易引發的疾病仍然沒有太大的變化。無論人的生活環境如何變化，我們的身體仍受天、地陰陽變化牽引，還是守分地循著古人留下的養生智慧，度過這陽炭烹炙的夏季。

立夏→小滿→芒種→夏至→小暑→大暑

夏季節氣養生法

夏三月，此謂蕃秀，天地氣交，萬物華實，夜臥早起，無厭於日，使志無怒，使華英成秀，使氣得泄，若所愛在外，此夏氣之應，養長之道也。逆之則傷心，秋為痎瘧，奉收者少，冬至重病。

——《黃帝內經‧素問‧四氣調神大論》

　　夏，是「大」的意思，經過了春天的生發，到了夏天，植物逐漸長大、強壯。蕃秀，天地呈現熱鬧茂盛之像，薰風輕拂、綠意盎然、蛙鳴、蟲吟、鳥嘲啾。陽氣飽足的青壯年，屬於太陽下用力揮汗的一群生命，充滿活力、即知即行，仗恃著強大的身心療癒能力，不畏失敗與挫折，真心相信只要努力，天地終將有所回報。

　　對胃經絡來說，夏天胃口不好，腸胃消耗的動能量較少。因此，夏日是保養五臟六腑的最佳時機點。就像每個工廠一年中總會利用淡季，對廠內的機器進行維修保養；以便在旺季來臨時，機器能夠順利運行帶來利潤。我們也要藉著夏季，少吃冰冷，利用按摩與植物精油，增加腸胃運作能量，幫助腸胃自我修復，準備迎接秋冬食慾大增的時刻，充分吸收食物精華，替身體儲備活力與能量。所以，夏季是胃經最好的維修時間。

　　同樣的夏季也是體能、氣血消耗最大的季節。掌管身體氣血運行的脾經，需將能量輸送到全身。不過除脾經的消耗，夏季溼熱，消耗最多的是心氣的能量，心經除了主宰全身機能，尚包含了腦神經系統中的意識和思維的活動。

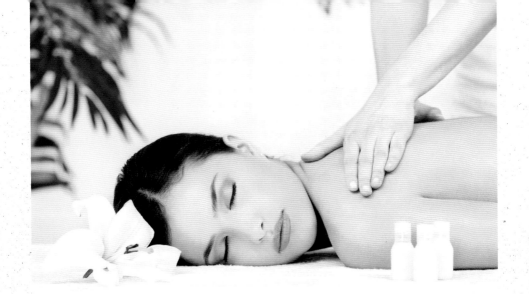

　　許多研究已證實，植物的芳香分子，可透過嗅覺影響我們腦部邊緣神經，夏季可多利用芳香植物精油，做好養心、舒心的工作。夏日陽生的能量，將體內氣血帶到身體表面肌膚。陰陽表現對於老年人最為明顯，每年立夏後，我那位高齡90歲的奶奶，較不會抱怨筋骨痠痛；但是尚處壯年的朋友，夏天早上起床若會感到筋骨痠痛，這是晚上睡覺受涼所造成，痠痛代表你的氣血不順暢，長久下來，對身體會造成傷害，不可不慎。

　　氣血集中至體表後，藏在體內的氣血變得相對稀少。因此，夏天更要保持睡眠充足，以便睡覺時讓氣血回到體內，滋養臟腑，這樣做最能幫助肝藏血。夏天，好發的疾病多在身體表面，例如：皮膚疾病、腸胃炎、感冒。做好夏日養生的工作，靜心等待秋季的豐收。

夏季的保養良方

（一）立夏後氣溫漸升，天氣炎熱要多補充水分

　　盛夏，氣溫極高，身體需要透過大量排汗，散發體內熱氣。因此，讓身

體補充流失的水分非常重要。「汗為心之液」指的是，身體水分逸散過多，血液變得濃稠，心臟就要花更大力氣才能輸送血液到身體各處，此時容易造成心血管疾病。夏天如何喝水極為重要，以下把握幾個重點：

❶ 不要等到極渴才喝水，平均時間補充水分。

❷ 夏天無論何時儘量喝溫涼的水，小口慢慢喝。

❸ 激烈運動後千萬不要立即大口灌冰水，會很傷內臟。

❹ 睡前喝一點溫水，避免睡覺身體水分過度逸散。

（二）夏天避免冰品冷食，一定要吃早餐，滋養元氣

夏天一定要吃早餐，滋養元氣。夏日起床較早，替自己準備一份豐富、溫熱的早餐。細細品味營養早餐後，再吃水果；最忌諱空腹飲用一大杯冰涼飲料或蔬果汁。吃早餐切記不要用眼，少看報紙、滑手機。肝開竅於眼，肝會激勵膽汁分泌，過度用眼是傷害早晨剛甦醒的氣血，阻礙消化！

夏季氣溫高漲，脾胃經絡氣血弱、臟腑氣血不足，食慾不佳，避免多食冰涼生冷的飲食，造成腸胃極大的負擔。食用過多的冰冷飲料、寒涼瓜果會造成腹瀉。夏天飲食經常鼓吹吃生菜沙拉讓身體減少負擔，這是一種迷思，其實會造成腸胃極大負擔。

（三）調和情緒保持心情愉悅

夏季陽氣暢旺，常會擾動情緒，情緒起伏不定。夏天情緒保持平和，氣血才能順利輸送到各臟腑，臟腑氣血飽滿，晚上的睡眠品質自然好。

（四）早、晚溫和運動，不要躲在冷氣房，小心受寒

夏季早晨、傍晚進行溫和運動，有助於身體出汗。身體散熱時，毛細孔皆會張開，盡量不要常待在冷氣房。因為工作關係必須待在冷氣房，要添加薄外套，儘量保持皮膚表面溫暖，才能順利排除臟腑的熱氣，否則在冷氣房中也會中暑，中醫稱作「中陰暑」。

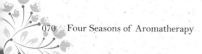

（五）睡好子、午覺，儘量早睡、不熬夜

子時介於23時至凌晨1時；午時則是從11時到13時。建議每天23時以前準備入睡，最遲在24時以前躺在床上。針對需要輪夜班的朋友，最好把握中午的休息時間，小睡補眠。一般上班族也可深呼吸靜坐15分鐘，幫助氣血回流臟腑。良好的睡眠品質，能夠提升血液循環、滋養臟腑，幫助臟腑代謝老舊細胞與酸性物質，讓臟腑保持健康與彈性。

（六）冬病夏治好時機

夏季陽氣生發，趁這個時間，對臟腑進行一番更新代謝，驅除體內的濕寒之氣，到了冬天，可以緩解易發作的呼吸道疾病。冬天，陽的能量回到臟腑，臟腑開始積極工作，儲備第二年要生發的能量。趁著夏天，幫臟腑做好歲修，冬天開始運作時才不容易生病。

（七）防暑濕，謹防皮膚病

皮膚是我們內臟健康的延伸，我們可從皮膚的疾病，窺見體內臟腑需要修復的問題。所以，中醫看診──望、聞、切、問。「望」是第一要件，有經驗的醫生，由皮膚、氣色表現，心下即能判斷患者的病情。我們雖無老醫師的功力，但也可從一些明顯的皮膚表現，對身體進行調理。

夏天，陽氣在體表，體內問題易反應在皮膚上。例如：夏季體內濕寒會造成汗皰疹，若體內濕寒代謝不及可能會造成汗斑與濕疹。除了看醫生確定病因，也可利用精油針對病因緩解症狀。

（八）防中暑與心血管疾病

夏日不是心血管好發季節，但是飲水不足，體內水分流失太快，室內外溫差變化太大，會讓血管急速收縮或膨脹，確實容易造成中暑、熱中風，或是顏面神經麻痺的小中風。

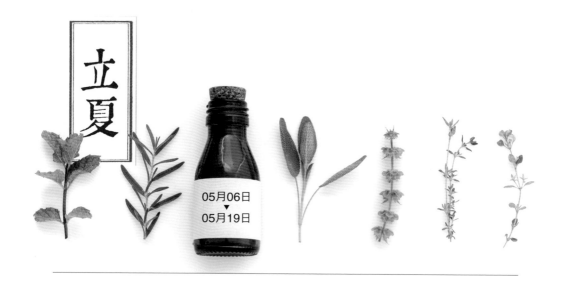

立夏

05月06日
▼
05月19日

節氣變化 立夏過後氣溫逐漸溫暖，體內氣血呼應天地陽氣的生發，大量趨往體表運作，同時也做好在炎熱夏季幫助體內臟腑散熱的準備。身體大部分的氣血供應體表運作，使得存於臟腑中的氣血相對稀少。因此，夏季我們的胃口會變得較差，減少攝取食物，使得腸胃負擔較低。趁著夏季初期修護腸胃與把握一年中最佳的保養時機。

「立夏」節氣保養法——溫胃經

　　如果我們的身體是一株「生命之樹」，茂密的枝葉是我們的肺，葉片就像肺泡交換氣體，粗壯的樹幹如同肝膽經絡，幫助運送氣血到身體各部分。脾胃經，就像深深紮在土裡的根，吸收大地精華滋養生命。胃經負責消化吸收，脾經負責將營養運送到心臟再佈送至全身，所以身體的氣血是否充盈，與脾胃經絡的健康有密切的關連。

　　夏天炎熱會大量消耗身體的能量，但是腸胃又處在一個低運作的階段，因此，夏天是減肥最佳的季節。也是腸胃休養生息的季節，好好把握今夏做好腸胃保養。腸胃保養好，才有健康輕盈的身體。

夏天保養腸胃一定要嚴守下列原則：

1 夏天儘量喝溫開水。

2 夏天多食溫熱（約體溫的溫度）、纖維較細、好消化、但是量少的食物，例如：紅豆薏仁湯。

3 有腸胃疾病的朋友不要常吃未經烹煮的生菜，造成腸胃消化負擔。

4 冰涼瓜果不宜多食。

5 少吃冰冷的飲料與冰品。

在炎炎夏日吃冰是一件非常開心的事，吃完後會有一段時間，身體感覺涼爽。這是因為冰冷的食物進入腸胃道後，腸胃急速降溫，於是體表的氣血就會回到腸胃內，幫助腸胃溫暖。當腸胃溫暖後，氣血再回到體表運作。如果腸胃經常處在熱脹冷縮狀態，一定會耗損腸胃的能量。因此，建議夏天不要經常吃冰冷的飲料或食物。依據我長期觀察，在夏天做好腸胃養護，可大大降低過去在秋冬易復發的胃潰瘍。腸胃不好的朋友，把握夏天一起來修護腸胃吧！

「立夏」節氣芳療——足陽明胃經精華油

中醫認為胃經運作最主要有三點：通、降、涼。現在人最常遇到的的胃食道逆流，大部分與腸胃蠕動緩慢（或停滯）和便祕有關聯，因為腸道不通、不降，胃酸容易突破賁門，進入食道，造成食道的灼傷。

認真看中醫胃經循行的順序，發現有趣的現象，中國人的「食」是從鼻子開始，從鼻子旁邊的迎香穴，嗅吸食物的氣味對不對，接著眼睛看看食物的顏色，然後放進嘴裡咀嚼，同時大腦進行分析，再往下進入食道、胃、小腸、大腸，經過腿部主要肌肉群，最後到達腳背第二趾為終點。

因此，處理百轉千迴的腹部問題，可以循著胃經的穴位，塗上精華油，

經過皮膚吸收，按摩或用刮痧板，刺激對應的肌肉穴位。立夏時利用足陽明胃經精華油，可以溫暖腸胃、消除脹氣、幫助消化、緩解胃食道逆流、緩解腹瀉、幫助排便。

　　山奈根是專門處理胃經的精油，但是長期使用，身體產生耐受性效果會降低。因此搭配同樣對消化功能有幫助的繖形科精油，可產生良好的協同性。提升胃經的運作能量，同時兼具芳香醒腦的功能，因為胃經是從鼻子開始啊！

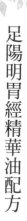

足陽明胃經精華油配方

· 甜茴香	7滴
· 藏茴香	5滴
· 豆蔻	3滴
· 山奈根	10滴
· 紅橘	10滴
· 冷壓芝麻油	30ml
· 沙棘油	1滴

注意事項

6歲以下、孕婦不適用，未成年降低濃度至3%。早上起床後或是晚餐後一小時，避免睡前按摩，循胃經按摩108下，一天一次，每天使用。

使用方式

1 每日早晨睡醒後，平躺在床上，將按摩油塗抹在腹部、肚臍四周，順時針按摩3分鐘。

2 雙手敲打肚臍左右兩側天樞穴，每次敲打約3分鐘。

①

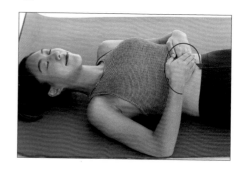

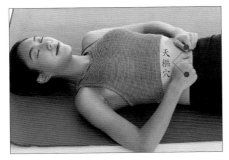

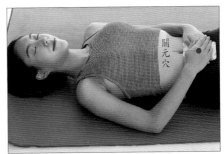

3 敲打完畢後，搭配腹式呼吸，將雙掌放在關元穴上用暖暖包熱敷3分鐘。

4 按摩結束後喝150CC溫開水，有效幫助排便。

5 晚上睡前，重複上列作法一次。

6 堅持上述作法一個月，小腹會明顯變小。

穴位按摩

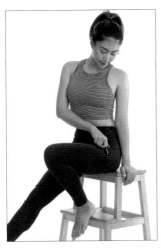

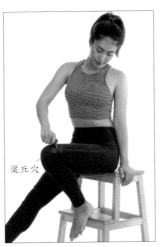

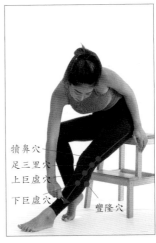

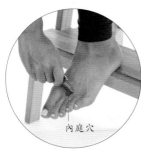

1 每週至少刮胃經三次。

2 從大腿的髀關穴開始塗抹胃經精華油至第二、三腳趾之間的內庭穴。

3 使用撥筋板或手指按摩由髀關穴按摩至內庭穴。

4 多加強梁丘、犢鼻、足三里、上巨虛、
　下巨虛、豐隆、內庭等幾個穴位。

5 按壓天樞穴，使用拳頭或手掌做拍打，
　也可以使用專業的方式。

6 對穴位不熟悉也無妨，按摩時只要加強
　股直肌，與脛骨前肌兩條肌肉即可。

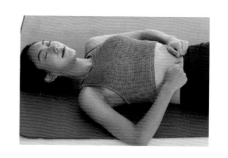

芳療配方的調和原理

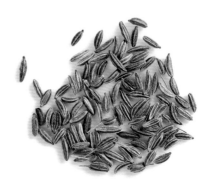

藏茴香

Caraway Seed／*Carum carvi*／繖形科／種子蒸餾

　　繖形科的植物在春夏之際長得特別茂盛，大部分的繖形科精油，皆有助
陽氣的生發，非常適合在春、夏兩季使用。身體黏滯不通時，也利用繖形科
精油幫助打開身心。

　　原生在中亞的藏茴香，隨著絲路的往來被帶往歐洲，長久以來是餐桌上
少不了的香料。藏茴香可以調入任何食物中，烘焙麵包時可揉進一些藏茴香
種子，熬煮濃湯時，也一定會撒入一些增加食物香氣。用完餐後扔幾粒藏茴
香入口中，細細咀嚼，除了可生津並能助消化。

　　藏茴香精油，性溫辛，豐富的藏茴香酮，與綠薄荷的酮剛好是對掌分
子，都具有助消化、化解淤塞的功能，只是兩者呈現的氣味大異其趣。若要
幫助排除脹氣，藏茴香一定是首選。當腸胃脹氣難耐時，滴一滴藏茴香精
油，順時鐘塗在腹部，輕輕按揉，幾分鐘後就會排氣。

有一度我的鼻子深深迷戀藏茴香的木質氣味，每日不但在腹部塗抹未經稀釋的藏茴香精油，同時隨身攜帶一瓶不時補充。大量使用的結果，發現露在衣服外的皮膚開始變黑，但我很少曬太陽啊？這才發現藏茴香具有光敏性，不能大量使用，還好身體會自行代謝，兩個月後皮膚慢慢又恢復原來的樣子。這是一個錯誤使用法，提醒愛用藏茴香的朋友，要注意使用的劑量。

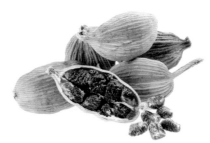

豆蔻

Cardamom／*Elettaria cardamomum*／薑科／種子蒸餾

許多薑科植物的果實，都稱作豆蔻，例如大豆蔻、草豆蔻、白豆蔻，紅豆蔻，但這些都不是這裡所說的豆蔻。因此使用前應確認拉丁學名。

豆蔻，生長在溫暖潮濕的地方，是一個固守家園的植物，千年來一直安分地守候著它的原生地，溫暖的亞洲南部。直到十九世紀印度仍是最大的豆蔻供應國。植株高大的豆蔻，對土地的依戀可以從它結實過程一覽無遺，一般植物皆在樹梢開花結果，唯有豆蔻開花後，果實卻貼著土地成長，因此豆蔻精油，詳實記錄它成長期間，那一方水土的氣味。仔細嗅吸豆蔻精油會聞出不同產地的氣味，很有趣。綠色的豆蔻果實，撥開乾燥的果皮，會看到一排排飽含精油的黑色小種仁，放入口中咬碎，強烈迷人的辛香氣味立刻在口中散開，有效除掉食物中大蒜、洋蔥硫化物的氣味，留下滿口的馨香。

中醫認為脾、胃經在五行中屬土，有機的土壤是溫暖、通透的，水與空氣能順暢流過不停滯。健康的腸胃與有機土壤運作相同，吃進的食物，應順利轉化，不可在腸胃中停留太久。久停的食物在腸胃中腐敗，不但替身體帶來毒素，也會腐蝕腸胃壁，造成潰瘍、發炎現象。所以保養腸胃，首重通透、流暢的運作。

溫暖的豆蔻種子氣味強大，是一個陰陽平衡的精油。陽性的氧化物，最能激勵腸胃順暢運作，透過按摩，可迅速穿透肌膚，有效提升腹部臟腑的活力。陰性的酯類，能安撫腸胃的平滑肌，提供腸胃源源不絕的消化能量。豆蔻溫暖香辛的氣味，不但溫暖了腸胃，也溫暖了心，替平庸的日子帶來繽紛的色彩。重燃我們生活熱情，帶來歡樂。

山奈根

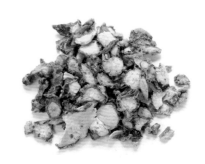

Sand Ginger
Kaempferia galanga
薑科／根部蒸餾

　　俗諺說：「冬吃蘿蔔夏吃薑，不勞醫生開藥方」，夏天氣溫這麼高為何還要吃讓人發汗的薑？因為夏天臟腑內產生熱能的氣血不足，多吃溫熱的薑，可幫助腸胃多一些熱能、動能促進消化與蠕動。

　　同屬於薑科植物的山奈根，大量生長在溫暖、潮濕的東南亞各國，尤以印度種植最普遍。整株植物氣味辛香，皆可作為藥用。在古印度時期山奈根已是被廣泛治療各種疾病的藥用植物，可以緩解頭痛、感冒、扭傷，有癒合傷口、抗菌等功效。山奈根精油含有微量的酚與龍腦成分，可以緩解關節疼痛。根部蒸餾萃取的精油，含有豐富的半萜烯、酯類與氧化物，外用於胃經，可處理胃腸脹氣、暖胃、幫助消化，效果較倍半萜烯的薑精油更為快速。單獨使用可幫助胃經，很快達到緩解胃腸脹氣、疼痛、促進消化的功效。與豆蔻、藏茴香等搭配，可做其他配方的藥引子，增加功效。

　　中世紀後經由阿拉伯人，山奈植物傳到了西方，經過焚燒植物產生的煙霧被認為可以提升能量、緩解疲勞，並能提高意識帶來內在的平和。醫學已

證實腹部又被稱作人體第二個大腦。若長期壓力過大，過度緊張、焦慮、抑鬱、易怒等不良情緒，皆會使腸胃生理功能發生紊亂。芳香的山奈根精油，其穩定的根部能量，不僅在生理層面可以直接幫助腸胃功能，在神經系統上，透過嗅吸亦可間接穩定情緒，幫助內在安定與平和。

幫助胃經的其他植物

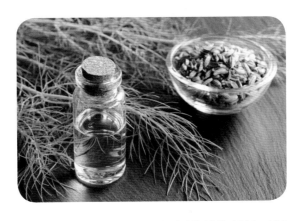

幫助胃經的香料植物，不僅只有上述所提及，還有許多植物種類可以相互替換使用，掌握配油的原則，可常常改變不同的配方，激勵胃經接納不同植物精油的廣度。香料類的植物精油又以印度產量最為豐沛，可多多認識與利用，例如：甜茴香、印度藏茴香、小茴香、八角茴香、蒔蘿等等。

印度這個國家的人口數量龐大，貧富差距大，種姓制度的不公平，交通運輸無法度測、環境衛生極差，空氣中充滿了各種令人驚訝的氣味。在旅遊時心中會暗暗發誓下次一定不會再來。但是，離開一段時間後，又開始懷念那裏的種種風情，像著魔似地再次踏上這塊土地。為何會如此？只能說，我們的心腦與腹部腦，在不知不覺中，被這裡豐富的香料植物，穿透、打開、安撫了。所有的不安、恐懼、憤怒的情緒都轉化為勇氣、接納與平和。

豐富的香料植物，是天賜給印度這塊土地無價寶藏，不但能幫助腸胃消化堅硬的食物，也能轉化各種負面能量，成為生命智慧的滋糧。

個案分享

加強脾胃經絡，解決便秘脹氣及肌膚問題

　　個案是一位任職於金融服務業的未婚女性，工作壓力極大，愛喝茶與冷飲，常常外食。或許是長時間工作與壓力關係，喜歡吃味道重的餐點，常與朋友一起吃宵夜、燒烤與火鍋，不喜歡吃蔬菜，自覺是心寬體胖，而且睡眠品質不好。但是，長期受便秘及脹氣困擾，身材微胖、小腹微凸、下半身水腫。

　　第一次幫助她做全身按摩，按摩時加強脾胃經絡，按摩後熱敷腹部15分鐘。當天回家後順利排便三次，微凸的小腹縮減了許多，當晚因為身體感到輕鬆，舒服安穩地睡了一覺。

　　後來，儘量改變飲食習慣，減少吃宵夜與喝冷飲，改喝溫熱開水，每天持續按摩脾胃經。三個月後，大幅改善便秘脹氣的現象。同時也減少臉上的斑點，也改善困擾已久的口臭問題。最令她開心的是，她沒有特別節食與減肥，卻瘦了3公斤多。我認為只要願意開始改變作息與飲食，受損的腸胃就會慢慢恢復健康。

個案 ❷

孩子不吃飯，精油能促進消化增進食慾

　　有一次與朋友家人聚餐，席間，看見朋友七歲的孩子胃口不好，情緒不佳，嚷著頭暈、想吐。詢問之下，孩子長期排泄不好，三、四天才排便一次，胃口一直不好。

　　我拿出胃經精華油，滴了幾滴，用熱熱的手掌輕輕地揉了揉孩子的腹部一分鐘後，再用雙手手指，輕輕敲打她的天樞穴。幾分鐘後，孩子便嚷著想上廁所。這是精油神奇的功能呢？還是敲天樞的關係？其實兩者皆有幫助。但是，胃經精華油中的藏茴香精油太強大不適用在孕婦和嬰幼兒身上。當然這七歲的孩子也不能常常使用。因此，就另外替這孩子調配了濃度3%含有少許藏茴香、豆蔻、紅橘幫助消化用油，做平日保養用。

個案 ❸

改善瘦弱孩子體質，胃口變好、抵抗力增加

　　如果媽媽懷孕時，工作壓力大、胃口差、淺眠，會造成孩子體質較弱。個案是一個3歲的女孩，她在一歲以前愛哭鬧，胃口也不好。現在依然非常瘦小，不愛吃飯，也常常感冒，身體抵抗力很差。

　　我請媽媽每週幫忙孩子按摩腹部、雙腿的脾胃經絡、還有腳底湧泉穴。慢慢地改善孩子的體質。經過六個月下來，胃口逐漸變好，體重還增加了2公斤。而且也發現孩子感冒次數降低很多。

脾胃經精華油幫助先天的濕寒體質，
改善呼吸道過敏症狀

　　一個住在高雄，長期受鼻子過敏困擾的8歲小男孩，5歲以前，半夜因為常常鼻涕倒流而影響睡眠，眼睛也因過敏而發癢紅腫，經耳鼻喉科醫師診斷為呼吸道過敏兒。

　　因為過敏問題，母親嚴禁孩子吃冰冷的食物與含糖飲料，但是孩子的食慾仍然不好，身材較同年齡小孩嬌小許多。孩子3歲以後媽媽才接觸芳香療法，希望用芳療按摩，逐漸改善孩子的體質。媽媽是一位口碑極佳的芳療師，試過許多過敏配方幫助孩子，但是健康狀況仍然時好時壞，又擔心長輩指責不會養孩子，阻止她繼續使用芳香療法幫助孩子，因此心理壓力極大。

　　後來，她決定試試不同於西方傳統配方的脾、胃經絡精華油，每天早晚塗抹在孩子胸、腹、背部，按摩吸收，希望孩子的呼吸道能獲得改善，使用第一週後，發現孩子的食慾明顯提升。一個月後，大幅改善孩子的過敏現象。

　　三年過去，男孩目前已經8歲，仍持續使用脾胃精華油，只是使用次數與頻率降低許多。雖然遇到下雨及天冷時，孩子仍然會輕微過敏，但當媽媽將脾胃精華油按摩次數增加，孩子的症狀很快就被安撫下來。容易過敏的孩子，先天的體質都較濕寒，脾、胃經的精華油能夠幫助改善濕寒。

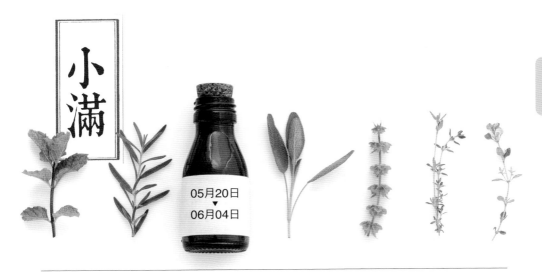

節氣 變化	台灣是海島型氣候，到小滿前後，開始進入梅雨季，天氣逐漸炎熱潮濕。我們的體內呼應天地變化，也開始溫暖潮濕，過了夏至，進入小暑，到了大暑天氣更為炎熱難耐。身體表面的的肌理，開始向外疏散體內的熱氣。體外溼氣與體內濕氣讓身體感到困頓、不舒服。趁著「小滿」溼熱剛開始，好好激勵運濕的脾經，度過一個清爽有活力的夏天吧。

「小滿」節氣保養法——去脾濕

　　陽氣是一切生機的開始，陽氣充盈必然健康。五臟中又以肺、脾、腎是儲存、生發陽氣的根本。

　　腎經是先天之本，脾、胃經絡則是後天之本。氣血生陽，脾、胃經絡是製造氣血主要的經絡，對身體臟腑的健康有極大影響。脾、胃經絡健康，五臟自然生機飽滿，身體強壯。

　　養生最重要的是去除體內的濕寒，而去除濕寒則需要陽的能量。小滿、芒種是一年之中陽氣生機最旺盛的時候，也是開始養護脾、胃經，去除體內濕、寒最好的時間。

胃經主要工作是吸收轉換食物的營養，長長的胃經就像工廠生產線的輸送帶，從食物進入，中間經過不同分解過程，終端完成營養吸收，所以胃經的運行是由上往下走。脾經的輸送車在胃經終端等待，裝載滿滿一車營養由腹部下端往氣血集散處「心臟」集中，然後再運送到每個臟腑與身體四肢，因此脾經走向是由下往上走。

試想，如果胃沒有食物消化，脾經就沒有營養可以運送。一天當中胃經運行時間，是早上7點到9點，脾經則是9點到11點。維持身體生機的氣血開始輸送與運化。因此，吃進營養豐富的早餐非常重要。

脾、胃經發出的警訊：

❶ 肥胖：造成肥胖有兩個原因，一個是水腫形成的虛胖，一個是脂肪累積在臟腑造成腹部臀部肥胖。這都與脾經代謝功能有關，如果脾胃健康就會身形輕盈。

❷ 過瘦：身體過瘦，大多是因脾胃經吸收運化不好。營養不足和營養過剩，都會造成體內濕寒現象，而且容易生病。

❸ 嗜吃高脂肪、過甜的食物：這些都會造成脾胃經的負擔。

❹ 常有口角炎，口腔潰爛：這是脾、胃經虛弱造成，因現代人工作步調快，吃飯急速，容易造成胃部發炎，排便不順暢，易有口臭，口角反覆發炎，口腔容易潰爛。

❺ 呼吸道過敏、容易感冒。

❻ 子宮與攝護腺下垂：會壓迫到大腸與膀胱，所以老年人氣血不足造成臟腑下垂，會造成頻尿、漏尿或是便祕、排便不完全的現象；有些孩子到了小學還會常尿床。

❼ 代謝症候群：脾經虛弱會產生代謝症候群現象，氣血無法充盈臟腑，臟腑產生怠工現象，時間拉長對健康有極大殺傷力。

❽ 水腫：水腫是脾經無法正常代謝水分，下半身水腫是脾經虛弱警訊。

⑨ 四肢冰冷：因脾經虛弱無法將氣血送到循環末梢。

⑩ 排便稀爛：排泄不成形、黏膩、食物沒有完全消化都是脾經虛弱的警訊。

⑪ 皮膚疾病：濕疹、異位性皮膚炎、汗皰疹。

⑫ 慢性疲勞：吃完早餐後感到疲勞，是脾胃經虛弱現象。

養護脾胃經可強化免疫力，脾經與肺經都是太陰經，脾經可以提升肺經的健康。脾胃健康可以運化身體的水氣、濕氣、黏液，氣管則不易生痰。脾經強健可緩解經痛，月期不調（經量過多或過少），幫助子宮氣血充盈運作順暢，緩解子宮下垂、攝護腺腫大。

「小滿」節氣芳療——足太陰脾經精華油

小滿時可以使用足太陰脾經精油，能溫暖臟腑與四肢，提升脾胃經功能，幫助體內除濕、除痰，促進氣血循環，緩解呼吸道過敏，改善經前症候群現象，改善小兒尿床，改善老年人頻尿、子宮下垂，強化子宮。

脾經主要工作是運送氣血，運送、推進都需要強大的熱能，因此在精油調配上主要考慮小分子，並且能有效促進循環的精油。因此，含有松油萜的針葉類是最好的選擇，其次是木蘭科的厚朴。運送需要源源不絕的熱能，因此中國肉桂是最佳選擇。但是中國肉桂皮精油對皮膚非常刺激，在劑量調和上要非常謹慎。紅橘與阿拉伯茉莉都有行氣的功能，同時也可提升整體配方的協同性與氣味。

也可以同時搭配胃經精華油（可參考立夏）一起使用，因胃經精華油促進腸胃蠕動，脾經精華油則有暖腹、生陽的功效。關元穴具有補氣、瘦小腹的功效，也是脾經、肝經、腎經與任脈的交會穴。因此，關元穴是我們腹部臟腑能量的發電機與總開關，是非常重要的穴位，時時刻刻都需要做好保暖與防護的工作。

通常吃到寒涼的食物，以為吃一些熱性的食物即可中和寒涼。寒涼與熱性食物一起放入胃中，其實反而更增加腸胃負擔。如果不小心多吃了寒涼的食物或是冰冷的飲料，可以多利用脾胃經精華油按摩脾經（見次頁），溫暖臟腑。不過脾胃不好的人，寒涼食物還是少吃。

脾經配方分為一般保養用濃度與高劑量濃度，保養用的濃度可以經常使用，高劑量的濃度可在夏天感冒、受涼、大病初癒時使用，不可經常使用。

足太陰脾經精華油配方

〔保養用濃度6%〕		〔高劑量濃度10%〕	
·中國肉桂	3滴	·中國肉桂	5滴
·西伯利亞冷杉	15滴	·西伯利亞冷杉	25滴
·厚朴	3滴	·厚朴	5滴
·紅橘	15滴	·紅橘	25滴
·阿拉伯茉莉	1滴	·阿拉伯茉莉	2滴
·冷壓芝麻油	30ml	·冷壓芝麻油	30ml
·沙棘油	1滴	·沙棘油	1滴

注意事項

6歲以下、孕婦不適用，未成年降低濃度至3%。早上較起床後或是晚餐後一小時，避免睡前按摩，循脾經按摩108下，一天一次，每天使用。

使用方式

1 每日早、晚睡前，平躺在床上，將脾、胃經保養用按摩油塗抹在腹部、肚臍四周，按摩3分鐘。

2 雙手敲打肚臍左右兩側天樞穴，每次敲打約3分鐘。

3 敲打完畢後，搭配腹式呼吸，將雙掌放在關元穴上或使用暖暖包熱敷3分鐘。

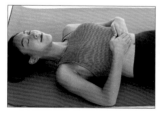 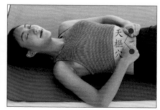 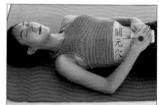

穴位按摩

1 每週至少刮脾經三次。

2 均勻塗抹脾經精華油，從大腳趾隱白穴開始，沿著腿部內側到腹股溝。

3 按摩時使用撥筋板或手指按摩，由隱白穴按摩至腹股溝。

4 多加強大都、公孫、三陰交、地機穴、陰陵泉、血海等幾個穴位。

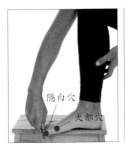
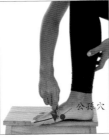
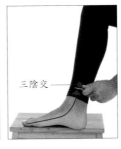
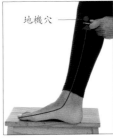

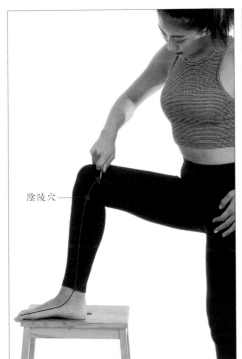
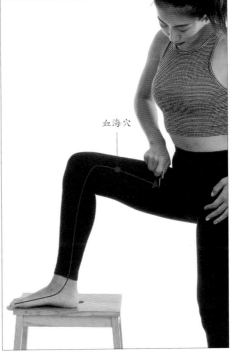

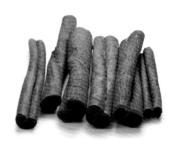

中國肉桂

Cinnamon Bark／*Cinnamomum cassia*／樟科／樹皮CO_2萃取

中國肉桂是樟科家族的一員，大部分的樟科家族分布在熱帶雨林地區，溫暖潮濕的熱帶雨林生機蓬勃，也易孳生蚊蟲、細菌，因此大部分的樟科植物精油，都具有排濕、抗菌、抗病毒的功能。例如：肉桂、桉樹樟、白樟莎羅、月桂，其中又以肉桂排濕功能最好。

肉桂家族成員眾多，脾經配方中主要使用中國肉桂皮所萃取的精油。臨床上試過錫蘭肉桂或是肉桂葉等精油，其效果都不如中國肉桂能量強大。

張仲景的傷寒論中「天下第一方」桂枝湯，其桂枝便是肉桂在春天所發的嫩枝。肉桂本身是陽性的藥材，所以年輕的桂枝生發的能量，是肉桂樹中最旺盛的部分。

在藥材上，肉桂皮的生發能量雖不如桂枝強大，但是肉桂皮中炙熱的芳香醛成分，就像夏天，正午的大太陽，驅寒辟穢。地球上的水分是靠太陽的熱力蒸發、搬運。利用肉桂皮辛、熱的性質，在身體裡製造太陽的熱力，迅速溫暖寒涼的身體，搬運體內滯留的濕、寒，幫助虛弱的身體迅速恢復元氣。

肉桂精油雖然對人體有諸多好處，但使用上有幾項需要特別注意：

❶ 肉桂精油對皮膚具有腐蝕性，使用時須注意濃度，稀釋使用。

❷ 孕婦絕對不宜使用。

❸ 嬰幼兒與身體虛弱者，需謹慎低劑量使用。

❹ 肉桂已被證實對第二型糖尿病具有緩解治療的幫助，但是單獨使用肉

桂精油，對糖尿病助益不大。因為食用的肉桂是直接作用在腸胃道，而肉桂精油是經過皮膚吸收進入體內循環，在身體的機轉確實不相同。

⑤ 要強化肉桂精油對臟腑的幫助，建議特別塗抹於脾、胃、腎、膀胱等經絡循行處，加以按摩可達到極佳效果。

西伯利亞冷杉

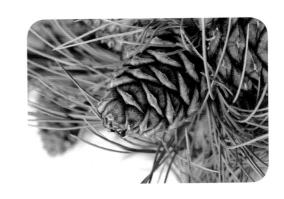

Fir Needle（siberian）
Abies sibirica
松科／針葉蒸餾

終年長青的西伯利亞冷杉，生長在人煙稀少，接近極地的地區。冬天覆蓋著漫天的冰雪，酷寒的溫度似乎將一切生機都凍結，連時間都變緩慢。

生存在此地的杉木，度過漫漫嚴寒的黑夜，長時間的冬眠，讓深埋地底的根部蓄積了強大的能量。當春分過後，溫度漸暖，日照漸長，此時蘊藏在底部的生機，奮力向陽光處生長。短短數百年的歲月，造就了一株株筆直圓潤的樹幹，枝葉中透著清新的木香。向世界宣告我有十足的勇氣，迎向生命紛沓而至的挫折與困難。西伯利亞冷杉是一支帶來十足勇氣、能量的精油。使你勇於面對生命或工作每一階段的轉折與改變。

學生常常會誤會冷杉屬性寒、涼，其實不然，冷杉性質是行氣與小溫：行氣，可推動體內氣血運行；小溫，可溫煦臟腑。

西伯利亞冷杉，是陰陽平衡的精油。大比例的松油烯，迅速打開一寸寸凝滯的經絡，幫助氣血的推升，促進循環。不僅對脾經行氣，運送營養精微有幫助，在肺經使用上也可幫助肺經宣發氣體。

高比例的酯類可以柔軟僵硬的肌肉，降低按摩凝滯的穴位時所造成的疼痛。西伯利亞冷杉與肉桂，在脾經運用上是互助的兩端，靈活的松油烯，帶著熱力十足的肉桂循著脾經溫煦全身。

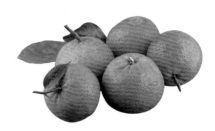

紅橘

Mandarin Red／*Citrus reticulata*／芸香科／果皮冷壓

橘的果皮曬乾後成為中藥常用的陳皮。藥性辛、溫，適用於脾經、肺經，幫助理氣。枳實藥性辛、微寒，與陳皮作用不相同。氣味甜美的紅橘精油，大約在中世紀，被帶到日照充足的地中海沿岸落腳。目前紅橘精油最大的產地，是地中海沿岸的義大利。

芸香科果實大都在寒冬來臨前收成，如果儲存不佳，則易發生黴爛現象，東方人利用去掉橘子果肉後，留下了橘皮炮製而成中藥「陳皮」，西方人則因為橘子黴爛現象，發現了黴菌特殊功能，發明了抗生素，從細菌感染中，挽救了無數生命。一顆橘子在東西方人眼裡卻有不同的功效。

果皮壓榨萃取的精油，性質與中藥的陳皮作用大致相同，都可溫和幫助腸胃蠕動，緩解脹氣。紅橘甜美的氣味可與大多數的精油調和，並可產生良好的協同作用。與辛辣的肉桂調和，讓氣味變得較溫暖甜美，也緩解了對皮膚的刺激，同時可達到幫助脾經理氣的功效。

痔瘡是由於腸胃內熱蓄積所引發的，夏日預防痔瘡，可利用紅橘，清除腸胃裡的積熱，讓腸胃保持輕鬆順暢。

雖然紅橘與其他同為果皮壓榨的果實精油，都有高比例的檸檬烯，但是紅橘對脾經的功效，很難被其他果實精油取代，因此，調和脾經的配方請堅持使用紅橘。

橘皮炮製而成的「陳皮」，味辛、苦，性溫，有助於脾經、肺經，可理氣健脾，燥濕化痰；橘皮壓榨的精油，具有高比例的檸檬烯、沉香醇，有助消除脹氣，促進消化的功效，甜美的果實香氣，透過嗅吸使用，可放鬆呼吸道的平滑肌具有鎮咳功效，也很適合紓解秋天的憂鬱情緒。

個案分享

個案 ❶

溫暖腿足部消除水腫，使睡眠品質大幅提升

在醫院安寧病房遇見這位80歲老先生的女兒，前來問我是否可以教她簡易的按摩。因為她父親的身體嚴重水腫，睡眠極不安穩，希望透過按摩能夠讓父親比較好睡。

走到老先生病床前，摸摸他的手腳，異常冰冷，足部因為水腫，皮膚繃得發亮，四肢移動不靈活，看得出他正承受著極大的痛楚。孝順的孩子站在床邊，無奈地望著我，不知該如何幫助親愛的父親。

我無法替老先生扭轉病情，但可以讓他睡個好覺。於是我從口袋拿出脾經精華油，先從溫暖足部開始，塗抹油後用毛巾熱敷腳，再開始沿著足部往鼠蹊部按摩，老先生的女兒很認真地照著步驟，幫父親按摩另一隻腿，5分鐘後老先生的腿部開始溫暖起來。過了一會兒，他示意要起身上廁所排尿，回床後繼續按摩，不久後老先生沉沉地睡去。

30分鐘後完成簡易按摩示範，熟睡的老先生均勻呼吸，四肢透著溫暖，足部的皮膚因為消了一些水腫，皮膚開始起皺摺。他的女兒感動地說：「爸爸很久沒有這樣熟睡了」。這是溫熱的精油，喚起了他身體內僅存的元陽所致。老先生祝福你。

使用脾胃精華油，比懷孕前還瘦！

　　個案在34歲懷孕，懷孕期間沒水腫，但是剖腹生產完後下肢開始水腫。有時候到了下午腳部無法塞進鞋子，非常不舒服。伴隨著排便不順暢，有時早晨起床臉部、眼睛也會水腫，直到中午才會消腫。我建議她每日使用脾胃精油，分別刮脾、胃經絡30分鐘，睡前塗抹關元穴，敲天樞穴，她的排泄逐漸恢復正常。

　　使用兩個月後，腿部慢慢消水腫，也減少了臉部水腫現象。使用一年後，不但體重變輕，比懷孕前還瘦，腿部尺寸也比懷孕前還細。個案強調她的作息飲食一切如常。並沒有刻意節食，但是體重變輕，精神狀況比以前還好。

腸胃健康，胸部也變豐滿

　　第一次見到這位30歲的女生，是在短期芳療課堂上。她的身材嬌小、清瘦。生下第一胎後，希望能夠親自哺乳，所以請育嬰假在家照顧孩子。孩子目前1歲多了，已經斷奶。她非常享受在家與孩子共處的時光。唯一令她煩惱的是，原來就不豐滿的胸部，哺乳後胸部更加萎縮。

　　我建議她每天用脾胃經精華油，搭配按摩脾胃經。因為她太清瘦，按摩胃經可增加胃口，按摩脾經可以提升氣血。當身體氣血充盈，胸部自然豐滿。她半信半疑地照著我的話去做，在最後一堂課時，她開心地告訴我，她的胸部確實更豐滿了，已準備去買新的胸衣了。我笑著告訴她，因為你還年輕，氣血充盈的速度快。曾經有45歲的學生，使用三個月後也換了新的胸衣。脾胃經健康，氣色自然好，身材也可常保青春。

個案 ❹

改善腸胃發炎，工作精神百倍

　　第一次看到這位對人熱忱且活力十足的43歲金融服務業男主管，他正專注地激勵他的團隊成員。我觀察到他嘴角正在發炎，判斷他的腸胃並不好。有機會與他交談後，告知他我的觀察，並拿出袋子裡的脾經精華油，請他把油塗在足底，按摩1分鐘後穿好襪子，再塗抹關元穴，用手掌敷著關元穴3分鐘，就能改善腸胃發炎現象。

　　隔天他告訴我，晚上回家後排便非常順暢，微凸的小腹也縮小不少，很感謝我的幫忙。

個案 ❺

排除體內濕氣，隨時好情緒

　　個案是42歲的女性，在2015年冬天因為子宮肌瘤開刀。手術後開始會手腳冰冷，情緒也變得不穩定。經過朋友介紹，找中醫調理體質，並使用腎經、膀胱經精華油，搭配秋氛精油配方，穩定情緒。

　　使用一個月後，手腳與身體恢復溫暖，情緒也較平穩。2016年春天，使用肝膽精華油，約一週後在胸部下方，及腳踝，脾、肝、腎的經絡區，開始出現濕疹。我建議她晚上在足部塗抹脾胃經精華油後泡腳，幫助經絡疏通並祛除身體濕氣，濕疹現象慢慢被控制住，沒有繼續惡化。大約一個月後濕疹就消失了。

　　夏天使用脾胃精華油按摩脾胃經，會發現手心、腋下及腳底比過去容易出汗，身體會發熱，也容易口渴。持續使用脾胃精華油一週後，不再出現發汗、口渴的現象。而且，身體變得輕盈，心態也更加積極。

補氣血，空中飛人也能消除疲勞

個案是36歲的女性，她工作需要每個月來往歐洲與中國出差。第一次來到工作坊，她雖然裝扮時尚、臉上有精緻的妝容，但還是看得出來她的疲憊，不但眼神渙散、說話也有氣無力。

問她來工作室的目的，只淡淡回一句：「睡不好。」見她整體狀態，接收到的訊息是：快幫助我，我快掛了！待她沐浴的時候，幫她調和了脾胃經絡按摩油，先補補氣血吧。看著她精緻的巴掌臉，暗自打算今天就用經絡按摩手法來疏通這位美女吧！

操作過程中，觀察到她纖細的四肢末稍帶著冰冷的寒氣、骨感的身軀只有臀部還有肌肉群撐著、全身皮膚白晰無瑕，猶如英國骨瘦如柴的名模，雖然是我羨慕的身材，但以健康角度評定，迫切需要補救，提升氣血。

療程進行到一半時，發現她的腳底與手掌末稍，溫度漸漸回升。

療程結束後，她帶著微笑地從整妝室出來說：老師謝謝妳，我氣色好多了，有活過來的感覺。我看著她明亮的眼神，與透著粉紅的雙頰，知道她的氣血回來了。三天後她告訴我，這三天睡眠有改善，但是腦子仍停不下來，一直在思考她未來工作走向。這次我仍用脾胃經精華油替她補氣，因為脾主思，過度的思慮會耗弱脾氣。這次用平衡神經系統手法，替她做療程。

療程中發現，她原本緊繃的神經，一一鬆懈下來、四肢末稍是溫暖的。療程後她眼角帶著笑意：「頭腦好久沒有好好放空了，真舒服。」

我問她有沒有發現，她的手腳暖起來了。她訝異地用手摸摸四肢後、抬頭回我：「真的耶！我工作以來，手腳從沒有暖過，即便是夏天也是冰冷的，謝謝老師。」

一個月後，我們逐漸熟稔，她告訴我，這些年為了工作忽略了健康。來工作室前，她沒有多餘的精力去處理生活中大小事，更因睡不好常亂發脾氣，得罪工作夥伴。她現在深刻了解，睡得好，氣補足了，就有能量面對任何挑戰，而且更能專注地工作。現在無論工作如何忙碌，每天一定撥出10幾分鐘替自己塗油按摩。每週固定時間來到工作坊，為疲累的身體加油打氣。現在，她常告訴我：活著真好。

個案 **❼**

坐月子調脾胃，排濕寒、氣血通足

個案的第一胎是在個案30歲出生的，她希望孩子在未來成長過程中，有手足陪伴度過。於是35歲時，努力再懷第二胎，相隔五年再懷第二胎，卻感到身、心負擔很沉重。自然產一週後，我開始使用脾胃精華油，幫助她排除惡露與加速小腹收縮。沒想到使用了脾胃精華油，幫助子宮收縮與排除惡露的效果比第一胎還要好，同時增加食慾與哺乳的奶水量，第二胎做完月子後，身材恢復得比以前還好，氣色也變得比生產前更好。

脾胃經精華油可有效提升氣血能量，幫助排除身體濕、寒，同時增加子宮收縮的能量，是產婦坐月子時很好的按摩油。但是，絕對嚴禁孕婦使用。

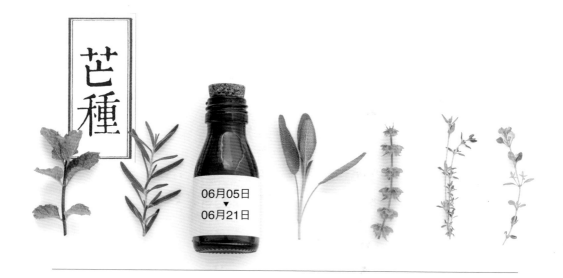

芒種

06月05日
▼
06月21日

節氣
變化

來到芒種節氣，台灣的梅雨季也即將結束，接著氣溫越來越高，天氣越來越濕熱。端午節就在芒種節氣前後。端午，就是陽氣生發到最頂端，一年中陽氣最旺的時刻。雖然此時陽氣暢旺，但不是一年氣溫最高的時節。天地的陰陽之氣是兩股交互影響的能量，因為互為表裡，而激盪出源源不絕的生機。因此，陽氣旺盛，是生機之火旺盛，不等於天氣溫度高漲。心經與小腸經是互為表裡的經絡，在五行中皆屬火。我們可以趁著陽氣最旺時，活絡心經與小腸經這股生機之火。

「芒種」節氣保養法——養心經、瀉心火

《黃帝內經》：「心者，君主之官，神明出焉」。心經不僅是心臟，還包含了精神與意識的活動。

心經的這把生命之火，啟動了心臟搏動功能，將氣血送入臟腑與大腦。同時使意識清明，正確選擇人生的方向。利用夏日的陽能量，溫煦體內這把生命之火。但是，當體外的太陽之火過熱的時候，也會傷到身體。

夏日的養心小秘訣

① **補充水分**：夏天大量流汗會造成血液黏稠，造成心臟輸送的負擔，此時需適當補充水分，同時儘量不喝冰涼的飲料。或許你有大口喝冰水後，頭部兩側疼痛的經驗，這是血管遇冰後急速收縮造成。夏天喝溫水，可在水中加一些花草浸泡增加口感，例如：迷迭香、薄荷、芳香萬壽菊，或是切一片檸檬，都是很好的選擇。

② **做瑜伽或其他緩和運動**：運動可增加腦內啡的分泌，讓身體感到幸福，降低憂鬱發生。

③ **芳香靜坐**：夏天中午11點～13點是心經最旺盛的時辰，最好能小睡片刻，或是芳香靜坐15分鐘，達到安神降心火的作用。

④ **良好睡眠，不要熬夜**：心經主神識，與大腦運作有關。睡眠讓大腦休息，心經得到休息。熬夜、多思，多夢，會消耗心經能量，造成心經虛火旺盛，嘴巴及舌頭容易紅腫潰爛。

⑤ **睡前使用安神的精油**：保持良好的情緒，憤怒、憂傷、焦慮都會傷害心經能量。利用次頁的心經精華油按摩心經，達到良好的睡眠品質。

「芒種」節氣芳療——手少陰心經精華油

「諸痛癢瘡，皆屬於心」，疼痛是一種保護，讓我們身體免於受到傷害；痛苦則是智慧的老師，通過椎心之痛，才能理解生命的本質。身體的痛苦，可以使用止痛藥降低感受。精神的痛苦，需要勇氣去經歷、感受，最後釋然。

因此，活著不可「麻木不仁」，阿密茴打開感知能力，安撫敏銳多變的心；茉莉、玫瑰讓心常保清明、寧靜，甜美的果實給予身心富足的感受；諸多植物的能量組合，可喚醒被炎熱、焦慮、憤怒所蒙蔽的心與腦，兼具陰陽平衡能量，氣味適用於男女，深受不同年齡喜愛。

使用手少陰心經精油配方，可以增加心經能量、幫助氣血循環、清心安神、冷靜凝鍊，幫助睡眠、解憂、緩解情緒起伏。

手少陰心經精華油配方

〔按摩配方〕

· 花梨木	5滴	· 阿拉伯茉莉	2滴
· 祕魯聖木	2滴	· 佛手柑	8滴
· 阿密茴	1滴	· 冷壓芝麻油	20ml
· 千葉玫瑰	2滴	· 沙棘油	1滴

注意事項

6歲以下、孕婦不適用，未成年降低濃度至3%。中午十一點到一點或是睡前，循心經按摩108下，一天一次，每天使用。

按摩方式

1 早晨，在胸口膻中穴塗油後，敲敲膻中穴，增加呼吸深度，睡前按摩心經、提升睡眠品質。
2 塗抹心經精華油，從腋下極泉穴開始沿著手臂內側經過青靈、少海、靈道、通里、陰郄、神門、少府至少衝穴。
3 使用刮痧板或手指按摩，由極泉穴按摩至少衝穴。
4 按摩時加強以下穴位：

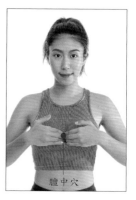

膻中穴

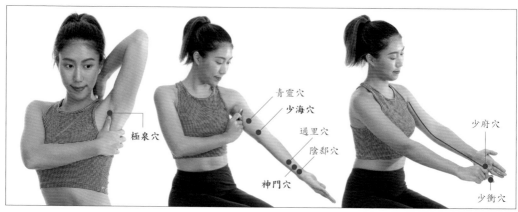

極泉穴

青靈穴
少海穴
通里穴
陰郄穴
神門穴

少府穴
少衝穴

① **極泉穴**：極泉穴不易按，最好以手指捏揉腋下，順暢心血管，穩定交感與副交感神經，緩解焦慮，幫助睡眠，緩解更年期盜汗燥熱。

② **少海穴**：安定心神，預防憂鬱症，增加記憶，緩解手臂痠麻，肘關節疼痛。

③ **神門穴**：緩解暈眩，心慌、失眠，瀉心火。

〔嗅吸擴香配方〕

· 花梨木	5滴	· 阿拉伯茉莉	1滴
· 祕魯聖木	3滴	· 甜橙	15滴
· 阿密茴	1滴	· 苦橙葉	2滴
· 千葉玫瑰	2滴		

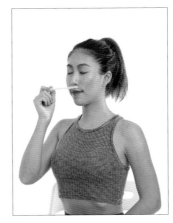

嗅吸法

1 中午休息時間利用嗅吸法增加心經能量，達到清心安神、冷靜凝鍊，下午工作精神飽滿，晚上睡前嗅吸可助眠。找一個舒適、安靜、光線柔和的場所，放著柔和的音樂。

2 將脊椎放在座位的正中央，肩膀放鬆，雙腿平放在地上，腰背挺直，增加呼吸的深度。

3 手持沾了精油配方的聞香紙，距離鼻子約3公分的距離，閉上眼睛、嘴巴，僅以鼻子嗅吸聞香紙，頻率為吸氣5秒，吐氣5秒。

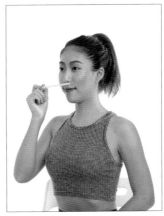

4 第一次做芳香情緒治療，以1分鐘半為限，逐步增加到5分鐘。

擴香法

做瑜伽或靜坐時，可利用擴香儀器，對空間進行擴香，幫助靜心。

阿拉伯茉莉

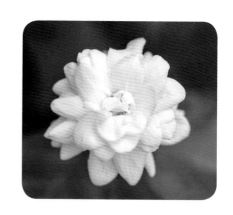

Arabian Jasmine Abs.
Jasminum sambac
木犀科／花朵CO_2萃取

茉莉精油普遍有兩種，一種是氣味飽滿、強烈、溫暖飽含呤哚氣味的大花茉莉。另一種是氣味較輕盈、甜美的小花茉莉，也就是阿拉伯茉莉。曾經聽印度農夫說，茉莉花在月圓時摘取氣味最好，可萃取的精油也較多。

我家院子圍牆旁種了一株茉莉，藤蔓已攀爬越過圍牆。初夏總會盛開在茂密的綠葉中，陸續開滿了白色小花。過了端午的某天走路回家，陣陣的花香沁入大腦，循著香氣發現，原來是家裡院子那株茉莉花，滿樹的花朵在月光下對著我微笑。終於瞭解農夫說的月圓時分，原來是端午過後的月圓，茉莉花氣味最香甜，這是農人的智慧。

茉莉是難得陰陽能量具足的精油。性溫，氣味辛、甘，可助肝、脾、胃經。心經是少陰經，但是五行屬火，因此陰、陽能量皆具的茉莉花，非常適用。

陰柔不起眼的白色小花朵，勇於為自己發聲，溫暖的陽性能量，補足心經的需要，給予面對挫折的信心，細緻、清新讓人開心的香氣，適合處理情緒低落、憂鬱、焦慮的負面情緒。茉莉可以驅散身心的寒涼與陰霾。

茉莉極適合分娩時使用，可幫助子宮收縮，加速產程，降低痛苦。每當有學生懷孕，臨盆前夕我總會調配一瓶含有茉莉的按摩油給她們，在優雅的香氣中，讓她們的生產過程更順利。

阿密茴

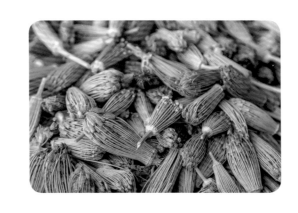

Khella
Ammi visnaga
繖形科
開花全株蒸餾

　　阿密茴是繖形科植物，廣布在摩洛哥、埃及地中海沿岸。種子蒸餾萃取的精油，具有溫暖的青草味，帶一點泥土的甜味。在埃及傳統用藥裡，阿密茴被用來處理呼吸道疾病與氣喘疾病，因為植物中含有放鬆平滑肌的Khellin成分，其具有光敏性，要低劑量使用。

　　阿密茴，性溫，氣味辛、略苦，可助心經、肺經、腎經。阿密茴開花的時候，像一把張開的大傘，上面又撐著無數的小傘，每把小傘像裝了許多接收訊息的小耳朵，接收外界的訊息。

　　阿密茴在藥理上，可以放鬆平滑肌與緩解心悸。而在芳療臨床使用上，阿密茴能夠打開因受傷而封閉的心，強化心經的感知能力。

　　幼年的孩子是柔弱的，受到重大傷害時，不懂得用適當的言語或行為向他人求救。如果照顧他的人沒有及時發現，孩子一直身處在被傷害的環境中又無法逃脫時，他會逐漸關閉自己的感官，希望用無感的身體保護自己。當孩子慢慢長大，有些容易養成無自信、退縮的性格；或是習於追求更強大的刺激，刺激麻木已久的感官。

　　若要幫助這樣背景的成年人，可以請他挑一款喜歡的花朵精油，加上一點佛手柑，再加上非常微量的阿密茴，每日做3分鐘嗅吸法，會慢慢打開他的感知能力。心經精華油中加入阿密茴，是為了增加心的感知能量。

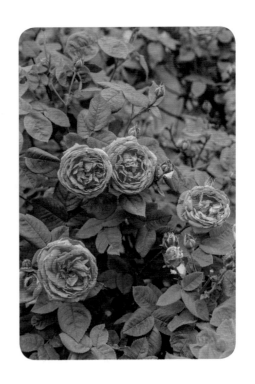

千葉
玫瑰

Rose
Rosa centifolia
薔薇科
花朵溶劑

　　生長在法國南部，普羅旺斯的千葉玫瑰，又稱作「五月玫瑰」。

　　初夏玫瑰陸續開放，清晨大量的人力，在玫瑰花田中，摘下一朵朵初綻的玫瑰花。再經過繁複的溶劑萃取手續，保留住每一花瓣上迷人的香氣。

　　後來對五月玫瑰精油需求量大增，進而將種植面積擴大到地中海對岸的摩洛哥。但是植物的生長，不僅受陽光、土壤、水質的影響，也與所生長的那方土地其他的植物與人文，產生相互激盪的能量。法國香水師挑剔的鼻子認為最優雅的千葉玫瑰在格拉斯，它具有其他地方無法比擬的靈動氣味，更能貼近你心靈滿足那一隅的缺憾。它極適用在心經，無論嗅吸或者按摩使用，皆可幫助心與腦常保清靈與清靜，同時更能讓身、心共存於當下。

　　玫瑰，性微溫、微苦，氣味甜美，可幫助肝經、脾經與心經。

　　溶劑萃取的千葉玫瑰精油，比蒸餾萃取的保加利亞玫瑰，苯乙醇含量更高，香氣分子更飽滿、濃郁、艷麗。千葉玫瑰最美好的靈魂，是天地留給這世界最好的禮物，因此，需要千葉玫瑰喚醒被夏天熱暈的心與腦。

個案分享

患有阿茲海默症的奶奶，身體狀態逐漸改善

　　個案是一位85歲的老太太，年輕時勤儉能幹，獨力支撐一個大家庭。她78歲時已經兒孫滿堂，正是享清福的年紀，沒想到家人發現老太太患有阿茲海默症，家人雖然悉心照料，但是老太太健康仍逐漸衰退，到85歲後，老太太變得安靜沉默，不再做她過去所喜愛的手工藝品，因為她也忘記怎麼做了。

　　她的孫女是一位資深芳療師，每週從外地專程回家幫奶奶按摩。孫女發現老太太氣血虛弱，膀胱無法控制，有漏尿現象，常讓老太太很困擾。我建議孫女用脾、胃經精華油幫老太太做全身按摩，因為脾胃精華油可幫助臟腑提升氣血，增強膀胱功能。

　　這位芳療師聽從建議，替老太太做完按摩後，發現漏尿狀況改善許多。於是她進一步嘗試利用心經、小腸經精華油替老太太做心經、小腸經絡按摩，做過幾次按摩後，她發現老太太逐漸回到過去她所熟悉的奶奶，開始打破沉默與她聊天。

　　有一天她甚至發現老太太重拾過去所熟悉的手工藝品，很專注地做完一個小成品。雖然老太太很難完全回到過去，但是老太太的情緒、專注力，與自我照料的能力確實恢復許多。讓老太太恢復健康的不僅是植物精華，還包括了家人的耐心與孝心。

　　十多年來，深刻感受到，每個人都擁有可以療癒他人的雙手，我們都有能力用雙手幫助自己與家人，圓滿彼此的生命。

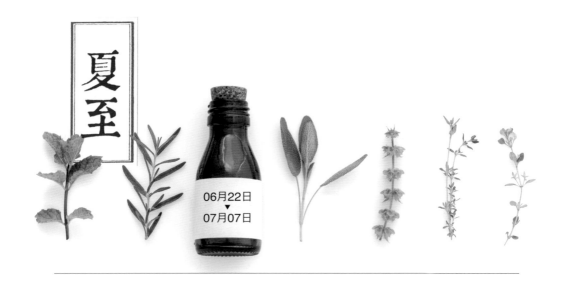

節氣變化

「冬至一陽生、夏至一陰生」，芒種乃是陽的能量走到頂點，到了「夏至」太陽走到北回歸線，準備返轉往南。但是北半球的氣溫，從現在開始才逐漸炎熱。七、八月是一年中最熱的時間。雖然，氣溫持續高漲，但陰的能量在體內已悄然滋生。陰是屬安靜、穩定、流動性不大的能量。穩定才能盛載、蘊藏生機。夏至初生的陰，屬於小陰，能量薄弱，需要細心照顧，不要因妄動而造成傷害。夏至氣候炎熱，午後又常發生雷陣雨，天氣濕熱，為了貪涼穿衣輕薄，裸露肩頸。空氣中的濕氣、風邪，易侵入體內傷害了初生的小陰。

「夏至」節氣保養法──活絡小腸經、睡好子午覺

如果脾胃經絡是生產線與運輸部，小腸經則是品質控管部門。小腸經是體內重要的營養分配中心。它承接胃所消化的食物，吸收營養與水分後，營養交給脾經送到心經輸送全身。糟粕送到大腸。小腸屬火，將吸收的水分再化成水氣，潤澤臟腑。使用過的不潔水分，送到身體的汙水處理廠「膀胱」排除。因此，《黃帝內經》稱小腸經是「受盛之官、化物出焉」。

精明的小腸經是不容出錯，如果小腸經昏昧，氣血的品質就會混亂，身體健康會大受影響。小腸經又與心經互為表裡，保養小腸經就是保養心經。

夏日小腸經的保養

① **適當休息**：當工作太繁忙，無法得到適當休息，心火會變得暢旺。心經便將熱傳導進入小腸經。過多的熱能會消耗小腸經的水分，於是尿量變少、顏色變深，排尿時易造成尿道有刺痛感。所以當尿液量發生改變，檢視自己水量攝取足夠嗎？身心是不是該休息了？

② **不要讓肩、背受涼**：夏日貪涼常常會裸露肩、背，小腸經絡經過肩、背，濕氣、風邪會從小腸經進入體內，易造成腹瀉、腸胃不適。

③ **不要長期待在冷氣房**：空調雖然製造一個人工的低溫環境，但過多的寒氣會耗損浮在體表的陽氣，容易出現關節痠痛、肩頸僵硬等現象。

④ **多做溫和的肩頸運動**：塗抹小腸經精華油，多做疏通小腸經運動。小腸經健康，氣血飽滿、臉色紅潤，兩頰不易暗沉、長斑。

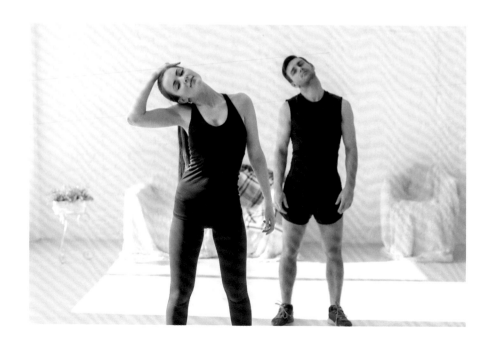

⑤ 不可熬夜：夏至後，晚上切忌不可熬夜，夏至熬一夜，傷害等於熬三夜。因為夏至一陰生，腎屬陰，夏至傷陰就會耗弱腎陰。

⑥ 告別蝴蝶袖：老人有蝴蝶袖是心氣衰弱現象，年輕就有蝴蝶袖，要注意有心氣不足，心臟無力現象。若出現手指不靈活，難彎曲、伸不直或是麻痛，也要注意心臟功能的問題。請時時強化心、小腸經絡，告別蝴蝶袖。

「夏至」節氣芳療——手太陽小腸經精華油

小腸經是陽經，陽經的主要功能，是幫助體內陽氣宣放至體表，保衛身體不讓濕氣、風邪侵入體內臟腑，將體內吸收的水分氣化。使用的配方需活絡、溫暖小腸經，同時提升小腸經陽性的能量。

夏至使用手太陽小腸經精華油，配方中的甜馬鬱蘭可以溫暖小腸經；紅花緬梔可協助小腸經抵禦外濕、風邪；高地牛膝草幫助氣化小腸經吸收的水分。嗅吸此精油配方可提升專注力，搭配按摩則可疏通小腸經，促進肩頸肌肉循環，改善肩周炎（五十肩）、肩頸僵硬、失眠、心悸、暈眩。

 ## 手太陽小腸經精華油按摩配方

· 甜馬鬱蘭	5滴	· 冷壓萊姆	10滴
· 丁香羅勒	2滴	· 冷壓芝麻油	20ml
· 紅花緬梔	1滴	· 沙棘油	1滴
· 高地牛膝草	2滴		

注意事項

6歲以下、孕婦不適用，未成年降低濃度至3%。下午一點到三點或是白天任何時間，循小腸經按摩108下，一天一次，每天使用。

按摩法

1 早晨，在盆缺穴塗精華油後，敲敲盆缺穴，幫助肩頸柔軟、增加呼吸深度。

2 塗抹精華油後，使用撥筋板或手指按摩按摩小腸經，從小指少澤穴開始，沿著手臂外側到肩部臑俞穴。

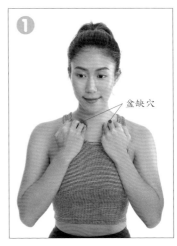

❶

盆缺穴

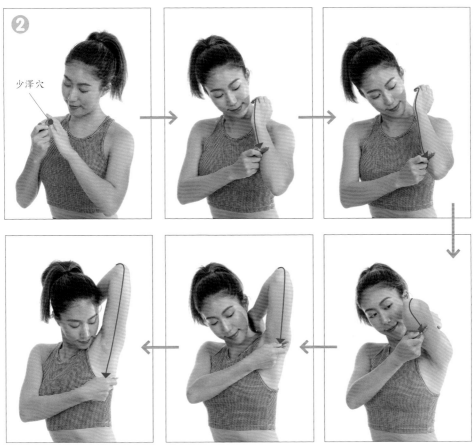

❷

少澤穴

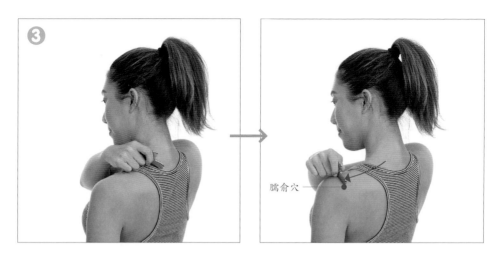

臑俞穴

3 再按摩至肩頸，可治療五十肩。

4 塗油後揉捏手臂的股三頭肌，疏通小腸
  經，預防蝴蝶袖。

  按摩時加強以下穴位：

  ・少澤穴：強化小腸經，緩解肩部痠痛阻
    塞，小指會感到手麻。（見p.107）

  ・小海穴：舒緩小腸內熱、清明神志。

  ・臑俞穴：舒緩肩頸痠痛。

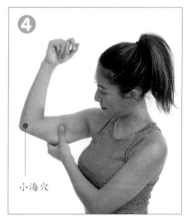

小海穴

5 可常做手刀互砍，手掌外側後谿穴，可強
  化小腸經與督脈，是上班族需常按摩的穴
  位。每2小時可按摩一次。

6 按摩小腸經最好時間是下午1點～3點。

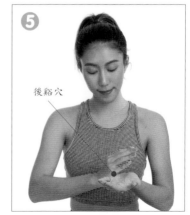

後谿穴

手太陽小腸經嗅吸擴香配方

· 甜馬鬱蘭	5滴	· 桉油醇迷迭香	2滴
· 零陵香豆	1滴	· 冷壓萊姆	8滴
· 紅花緬梔	1滴	· 橘葉	1滴

注意事項

6歲以下、孕婦不適用，未成年降低濃度至3%。

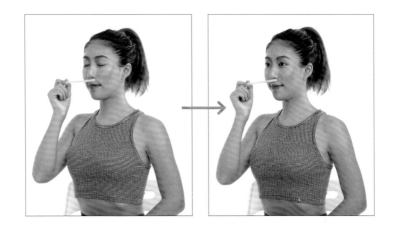

嗅吸法

1 利用嗅吸法增加小腸經能量，達到思慮清晰、專一。找一個舒適、安靜、光線柔和的場所，放著柔和的音樂。

2 將脊椎放在座位的正中央，肩膀放鬆，雙腿平放在地上，腰背挺直，增加呼吸的深度。

3 手持沾了精油配方的聞香紙，距離鼻子約3公分的距離，閉上眼睛、嘴巴，僅以鼻子嗅吸聞香紙，頻率為吸氣5秒，吐氣5秒。

4 第一次做芳香情緒治療，以1分半鐘為限，逐步增加到5分鐘。

擴香法

做瑜伽或靜坐時，可利用擴香器，對空間進行擴香，幫助靜心。

紅花緬梔

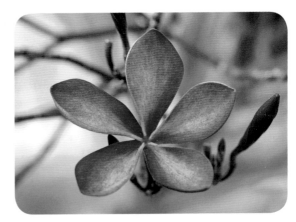

Frangipani Abs.
Plumeria rubra
夾竹桃科／花朵溶劑

又名雞蛋花、緬梔子，原產美洲。夏季開花，氣味清香優雅，緬梔花雖是夾竹桃科，但是花朵無毒，具強大陽性能量。花開時採花後，可新鮮使用或曬乾當作藥材。性甘涼、微苦，適用於肺、大腸經，具有清熱、消暑功能。按摩使用可幫助氣血循環順暢，排除身體多餘水分。適用於夏季因溼熱所造成的感冒、發燒、咳嗽、中暑、拉肚子等症狀。

緬梔花具有抗菌、抗黴菌功效，印度阿育吠陀用來解熱退燒，溶劑萃取的緬梔花原精，呈現固體狀態，需要溶解後再與其他精油調和使用。緬梔花原精氣味淡雅不突出，卻是很好的定香元素，因為含有珍貴的紫羅蘭酮，與其他精油調和具有協同作用，促使香氣更融合。

花朵萃取的原精，因其複雜多變的化學結構，對於生活在壓力下，產生複雜身心的狀況者幫助極大。優雅香氣可幫助解除鬱悶，非常適合加入心經配合使用。

高地牛膝草

Hyssop Cineole／*Hyssopus officinalis*／唇形科／花朵蒸餾

千百年來，牛膝草與薰衣草、迷迭香一同在地中海地區兀自努力的生長，希臘人視為身、心淨化的神聖植物。牛膝草是多年生的草本植物，生命力強大，不須過多的照顧。其具有飽滿的陽性能量，傳統上用來處理感冒，化解呼吸道黏液，也可當作烹調的香料，除了增加食物香氣，也能幫助腸胃蠕動、助消化、去脹氣。

但是，牛膝草的異松樟酮對神經系統具刺激性，不利於小孩與孕婦使用。因此，改為化學成分較為溫和不刺激的高地牛膝草取代之。

高地牛膝草，性溫、辛、略苦，適用於肺經、胃經、大、小腸經。在生理上，高地牛膝草陽性的能量，可溫暖、疏通小腸經循行，幫助緩解肩頸僵硬，促進肌肉循環。塗抹在腹部，可幫助腸胃蠕動，排除腸道穢氣；嗅吸使用，亦可增加呼吸深度幫助順暢肺經。

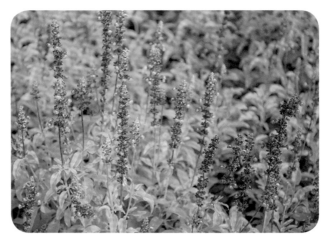

高地牛膝草，清新略帶青草的氣味，對處在焦慮、恐懼的心靈有強大淨化作用。可以幫助沉靜思緒，提升清晰敏銳，釋放恐懼與憤怒的情緒，緩解情緒所造成的心、小腸經瘀熱。

甜馬鬱蘭

Marjoram Sweet／*Origanum majorana*
唇形科／開花全株蒸餾

甜馬鬱蘭，古代原產在東地中海土耳其地區。後來經過羅馬帝國擴張領土，逐漸散布在整個地中海沿岸繼續生長。甜蜜略帶辛辣氣味的甜馬鬱蘭，在希臘時期即已被作為藥草使用，對維護身體、情緒健康幫助很大，因此被視為幸福和諧的象徵。

甜馬鬱蘭，性溫、辛，可幫助脾、胃、肺經。

甜馬鬱蘭新鮮的葉子可作為烹飪使用，因含有豐富的維生素與礦物質，可幫助消化與維持健康，據說鐵含量豐富，有助貧血緩解；乾燥後的葉子，可作為藥草茶幫助消化。如果家中有院子可栽種植物，建議多栽種香草植物，藉由佐餐幫助家人健康。

整株藥草蒸餾的精油，含有高比例的萜品烯四醇，具有溫和抗菌功效，提升免疫力、預防過敏，亦可抑制皮膚的痘痘生長。甜馬鬱蘭具有溫和陽性的能量，極適用於小腸經，有效緩解肌肉痠痛、幫助消化，緩解呼吸道疾病，幫助病患恢復元氣。

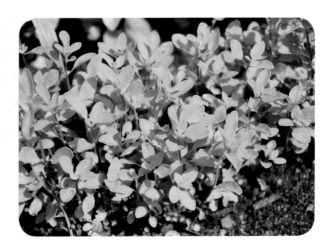

工作學業兩頭燒，喚回身體的專注能量

　　個案在兩年前，因為工作壓力，迫使她必須趕在一個月內完成論文。她每天早晨起床後塗抹脾、胃經精華油，補充一整天工作所需要的元氣；吃豐盛的早餐、適量午餐、不吃晚餐，不浪費身體能量來消化食物，吃完飯後走路15分鐘；絕對不吃生冷食物，不喝牛奶、咖啡，堅持只喝溫熱水。因為冰冷的食物與飲料，會消耗身體的能量。

　　寫作前嗅吸小腸經精華油，幫助提升專注力，增加寫作效率。每2小時嗅吸一次。中午堅持休息30分鐘，嗅吸心經精華油，幫助身心放鬆。堅持晚上12點以前睡覺。睡覺前，再嗅吸一次心經精華油。

　　寫作過程難免會遇到腦袋空白，此時在膻中穴塗抹心經精華油，敲膻中穴，增加呼吸深度，幫助血液進入大腦。按摩小腸經，緩解肩頸僵硬，幫助頸、肩、腦血液循環。

　　經過一個月的努力，論文終於完成，也完成了她那一年的年度計畫與生涯規劃。上列使用方式確實可以幫助正在準備考試最後衝刺的人，或是需要高專注力做設計或計畫的人。

　　常可聽到創作的朋友說晚上較安靜靈感較好，確實不錯，尤其是晚上12點到3點，創作效率是最好的時間，因為這時是肝經運作的時間。肝經是「將軍之官，謀慮出焉」屬運籌帷幄的臟腑；可是長時間大量耗損肝經，身體無法有效排除血液毒素，眼睛也逐漸失能，耳鳴提早到來，影響全身臟腑的功能。熬夜工作、讀書，得不償失啊！

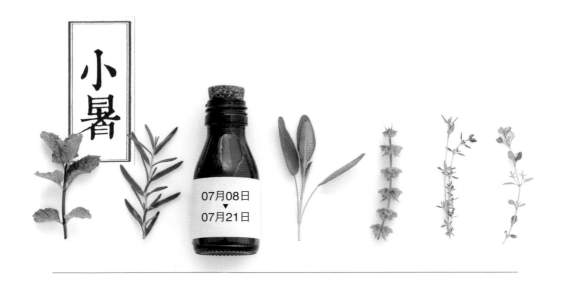

小暑

07月08日
▼
07月21日

節氣
變化
小暑節氣，開啟冬病夏治的「三伏天」。以農曆來看，三伏天約長達夏季中的30或40天。三伏開始日大約在國曆的7月10至20日之間，結束日大約在8月8日至18日之間，通常一年中初伏、末伏各10天，中伏在不同的年分為10或20天。「伏」意指，人們熱到頭抬不起來，都趴著不動，三伏則是初伏、中伏、末伏的總稱。這段時間是北半球每年天氣最炎熱的時候，通常也是陽氣最旺的時候。

「小暑」節氣保養法——冬病夏治

　　冬病通常影響的是陰經，尤其是氣管、肺部，所以利用夏日身體肌膚為散熱大開來滋補陰經，藥物更易吸收至體內，此時若將特定中藥材（白芥子、細辛、白芷等辛溫藥材）製成藥餅後，敷貼於呼吸系統相關的穴位上，使藥物滲入穴位經絡，進而達到通經活絡、溫陽利氣，祛散內伏寒邪痰濕的效果。

　　夏季可用脾經精華油刮膀胱經，可以幫忙祛散寒邪，如再搭配1滴薑、歐白芷根、馬櫻丹、川芎、甜茴香、廣藿香、甜羅勒、神聖羅勒、龍艾、丁香

等單方精油調和後塗抹按摩。

夏季養生重點強調「心靜」二字。小暑是人體陽氣最旺盛的時候，人們在工作勞動時要注意勞逸結合，保護人體的陽氣。因小暑氣候炎熱，易讓人感到心煩不安、疲倦乏力，在自我保養時要護心陽，平心靜氣，確保心臟機能的旺盛，以符合「春夏養陽」之原則。

小暑請養心，睡好子午覺，不要等到極累才睡，此時肝氣已弱，睡好覺可養肝，睡前可塗抹脾胃精華油，用溫水泡腳，按摩足部。

睡前可使用精油擴香、聽音樂，幫助靜心。每晚睡前做5分鐘冥想，並心存感恩，送出祝福，可幫助大腦排除廢物，分泌血清素。

小暑養生建議：

❶ 每日練習靜心：夏日身心、五感易被外界牽引，心氣易耗散於外，臟腑能量也易被過度消耗。可利用靜坐回收外放的能量，讓氣血回歸體內，滋養耗弱的臟腑。每天中午、晚上，利用精油香氣做空間擴香，靜坐10分鐘，安頓身心提升能量。

〔靜心擴香配方〕‧甜橙 20滴 ‧真正薰衣草 5滴 ‧廣藿香 1滴 ‧岩蘭草 1滴
＊甜橙、廣藿香，可消暑；薰衣草、岩蘭草，安神凝鍊。

❷ 用擴香集中思緒：夏日暑氣旺，午後身體容易感到疲憊，思緒不易集中，可利用擴香器，擴散植物芳香分子，淨化空間，幫助思慮集中。

〔提神淨化配方〕‧檸檬 10滴 ‧桉油醇迷迭香 10滴 ‧薄荷 3滴
＊檸檬、薄荷的清新，可幫助掃除午後煩熱焦躁的情緒；迷迭香幫助提神，讓心神專注、專一。

❸ 排寒溫體：暑氣旺，衣著單薄，長時間待在冷氣房，容易讓寒氣進入肌膚，寒氣長時間停留在體內，容易發生筋骨痠痛現象，每週可利用暖性

的精油泡澡或泡腳，按摩足部，讓身體出汗，汗水帶走肌膚寒氣。

〔夏日泡澡配方〕　·紅橘 8滴　·醒目薰衣草 4滴　·丁香花苞 1滴
　　　　　　　　·玫瑰天竺葵 1滴　·乳化劑 1ml

＊精油與乳化劑調和好後，加入浴缸中泡澡。

〔夏日泡腳配方〕　·紅橘 5滴　·醒目薰衣草 3滴　·薑 2滴
　　　　　　　　·玫瑰天竺葵 1滴　·乳化劑 1ml

＊精油與乳化劑調和好後，加入浴缸中泡澡。

❹ 利用三伏天冬病夏治：

　　三伏日開始大約在小暑節氣後，七月中旬左右，約在八月中旬處暑節氣結束，這段時間是北半球每年最炎熱的時候，也是陽氣最旺陰氣初生之時。

　　冬病通常屬於陰經，尤其是氣管、肺部為甚，利用夏日身體肌膚為散熱而大開之時，使用暖性的脾經精華油，激勵膀胱經，達到通經活絡、提升體內氣血，去除體內寒濕。讓冬天不再手腳冰冷，提升免疫力，舒緩呼吸道疾病。

「小暑」節氣芳療──刮膀胱經

　　用脾、胃經精華油（見小滿、立夏篇章），由上往下刮膀胱經（左右兩條相隔1.5吋），幫助清除身體的廢物，替未來的秋冬做好準備。以下幾種症狀也適合刮膀胱經消解：

熱衰竭

　　熱衰竭是身體長時間暴露熱環境中的表現，通常是由於鹽分流失、脫水或代謝物過分堆積在體內所致。在炎熱環境中，短則幾小時，長則數日，都可能導致熱衰竭。主要症狀包括無力倦怠、口渴、頭暈、噁心嘔吐、焦躁不

安、頭痛等,有時候會演變成中暑。熱衰竭病患大多數神智清醒,體溫正常或輕微上升,病患看起來蒼白、大量流汗,而且血壓偏低。

治療方式則是儘速將病患移到涼爽的環境,同時給予稀釋的鹽水飲用,若病患嘔吐無法進食,則可給予靜脈點滴注射,改善缺乏水分及電解質不平衡的狀況。預防之道則避免在酷熱的環境中曝曬過久,同時要從水分中補充足夠的電解質。

中暑

這是中樞體溫調節失常造成的結果,就是下視丘、腦下垂體這個地方當機了,體內的熱無法散出,包括腦部中樞神經及其他許多器官因過熱而導致機能衰竭。主要的特徵是體溫非常高(可達攝氏41度),皮膚乾熱而無汗,心跳很快而且血壓過低。中暑若未及時降低體溫,可能造成各種組織器官受損,嚴重者甚至出現腎、肝衰竭及心肌損傷。早期中暑的症狀包括頭痛、講話不清楚、出現幻覺、神智不清,惡化則會出現類似癲癇發作,甚至到重度昏迷的程度。

中暑較易出現在熱浪來襲的時候,老人、嬰幼兒、慢性心血管疾病的病患、酗酒者、長期使用某些精神科藥物及利尿劑等病患在酷熱的環境中較易發生中暑。在熱浪期間從事如長跑等運動競賽 ,而未適時飲水及散熱易發生中暑的現象。

中暑應立即移到陰涼處,用冷水、濕毛巾或用淋水方式降低體溫,用電扇、冷氣幫助散熱,不可直接將冰塊倒到身上或直接浸在冰水中。發現有人中暑須立即送醫,因中暑可導致多重器官衰竭而死亡,特別是前面所提的危險族群,避免在酷熱的環境待過久。

1 刮膀胱經（此步驟需他人協助）：將脾、胃經精華油配方均勻塗滿背部膀胱經，從大杼穴開始，由上往下沿著脊椎一節一節慢慢往下刮，刮到臀部八髎穴為止。

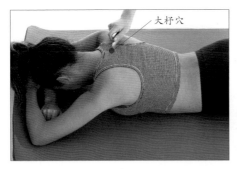
大杼穴
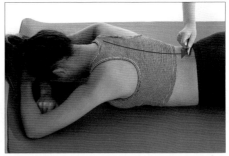

2 內外兩條膀胱經相隔1.5吋，因此按摩順序由內向外，刮完左背，再刮右背。

3 刮完膀胱經後，可敷上海鹽，幫助去除背部老舊角質，同時去除背上青春痘，蓋上毛巾靜待10分鐘後，用溫水洗淨，切忌使用冷水。

4 除了脾胃精華油，也可再搭配1滴其他溫性精油自行調和。例如：薑、歐白芷根、馬櫻丹、當歸、甜茴香、廣藿香、甜羅勒、神聖羅勒、百里香、丁香花苞等單方精油調和。

造成熱感冒的三種原因

夏季天氣炎熱，但是一旦發生感冒則比冬天還不易痊癒。這是因為「陰暑」所致。甚麼是「陰暑」？如何造成？

1 夏天應當適當出汗，長時間待在冷氣房，毛細孔閉鎖導致體內熱氣不易排出，免疫力下降，身體調適溫度機能變弱，容易造成感冒現象。

2 運動後大量出汗，立即沖涼水造成毛細孔閉鎖，或是大量喝冷飲極易傷害臟腑，也易造成陰暑現象。

3 夏日大汗淋漓後大量喝冷飲、吃冷食，傷害了臟腑，伴隨腹瀉、嘔吐、暈眩、發燒等現象。

熱感冒的三種類型

1　**風熱型**：發燒、喉嚨痛、扁桃腺紅腫疼痛現象，伴隨鼻塞、流黃鼻涕。

〔精油配方〕

· 薄荷	2滴
· 綠花白千層	3滴
· 穗花薰衣草	3滴
· 肉桂葉	1滴
· 丁香	1滴

使用方式

1 精油調和後，滴入熱水中嗅吸。
2 與植物油調和後刮肺經、排除肺臟寒氣。
3 塗抹腳底，泡腳促進排汗。

調和原理

- 薄荷、綠花白千層，抗菌並幫助體表皮膚發汗降溫。
- 暖性的肉桂、丁香，藉由泡腳幫助體內臟腑排除濕寒。
- 穗花薰衣草可幫助促進循環，排除體表寒氣。

2　**風寒型**：輕微發燒、頭痛、鼻塞、清鼻涕、咽喉疼痛。

〔精油配方〕

· 蜂香薄荷	5滴
· 穗花薰衣草	5滴
· 頭狀百里香	1滴
· 薑	2滴

使用方式

1 精油調和後，滴入熱水中嗅吸。
2 與植物油調和後刮肺經，排除肺臟寒氣。
3 塗抹腳底，泡腳促進排汗。

調和原理

- 蜂香薄荷，提升免疫力並促進循環。
- 穗花薰衣草、頭狀百里香，抗菌、促進循環，排除體表寒氣。
- 薑性溫，可溫暖體內臟腑，比肉桂葉、丁香溫和。

3 **暑濕型**：發燒、嘔吐、腹瀉、頭痛或全身疼痛。西醫認為是「腸胃型感冒」。

〔精油配方〕

・豆蔻	3滴
・紅橘	10滴
・藏茴香	3滴
・印度藏茴香	2滴
・芝麻油	15ml

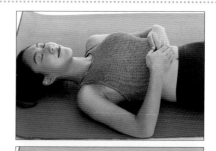

使用方式

1 調和後按摩肚子敲天樞穴，塗抹關元穴，喚醒寒涼的腸胃，重新啟動腹部臟腑的蠕動。

2 做成塞劑由直腸吸收。

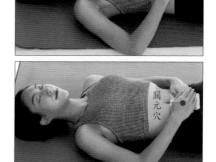

調和原因

• 利用溫辛的豆蔻、印度藏茴香精油溫暖受寒的腸胃，夏天的感冒與冬天的感冒，雖然部分症狀相同，但是造成原因不同，因此所使用的精油也不盡相同。

• 西方醫療看待身體以表現症狀作為治療基礎，發燒則給予退燒藥，或是抗生素，東方醫療看待身體與陰陽升降有關，造成的病因不同，治療的方式也會不相同。

• 夏天，多保養脾胃經絡，讓臟腑保持溫暖不貪涼，則不易熱衰竭或中陰暑。

注意事項　12歲以下、孕婦不適用，未成年降低濃度至3%。

個案 ❶

刮膀胱經、心經，恢復中暑後的元氣

　　台灣氣溫再創新高的某日下午，接到一位45歲女學生求救的電話，聲音虛弱，告訴我體內燥熱極為難受，但是皮膚卻很冰冷，醫生說是中暑現象。她剛從醫院打完點滴，詢問我是否可以幫她？我請她快來教室，因為與這位學生熟識，了解她的身體，在等待她到來的空檔，我調和好10%濃度的脾經按摩油與5%濃度的心經按摩油，準備替她刮痧。

　　見到她時，她眼睛充滿血絲，皮膚冰涼無汗，淚水像止不住的水龍頭。她告訴我不知緣故淚水不由自主地流不停。我看她手上好多個針孔，原來是血管收縮，護士針頭無法插進血管，試了好幾次才勉強打完針。給了她一杯溫涼的水，讓她小口小口慢慢喝下。

　　她躺下後，我從風池穴開始，很仔細地一節一節刮膀胱經。刮了30分鐘，才見到一點點的痧痕。表面皮膚非常僵硬、身體仍然無汗。平日她是一個極怕痛的人，但是今天她竟然無感覺，令人詫異。

　　我接著刮心經，幫助她瀉心火，補充心經的能量。但是心經受損除了眼淚直流，鼻子也聞不到氣味。接著用脾經按摩油，按摩脾經，再用溫涼的水泡腳。

　　這時候，她的百會穴像打開的水龍頭，不斷地流汗，再幫她補充一些水分，用毛巾擦汗，保護頭部不要受涼。稍事休息後，請家人晚上照著上列做法再做一次。晚上睡覺前，她的身體仍然無感覺，無法排汗，而且頭部發熱難以入睡，於是利用冰枕降溫後才慢慢入睡。第二天，體能漸漸恢復，直到第三天身體才慢慢感到疼痛。

「諸痛癢瘡，皆屬於心」，夏天暑熱造成心經受損，就像當機的電腦一樣，身體對痛癢變得沒有感覺。

　　這位學生狀況很像熱衰竭，但是有幾項不相同，我寫下對照表供參考。

	典型熱衰竭	學生表徵
環境因素	高溫、通風差的環境工作，露天受陽光直接曝曬，環境中濕度高。在擁擠人群中，產熱集中，散熱困難。	在寬大、空間舒適的辦公室　這幾天睡眠品質不好，半夜常常醒來。平常不易排汗。
身體現象	身體排熱不足、體溫極高、脈搏迅速	身體排熱不足、體溫極高、脈搏迅速
皮膚現象	皮膚鬆軟、乾熱	皮膚冰涼、堅硬
面部表徵	臉色蒼白或臉色紅潤	臉色泛紅，眼睛有紅血絲，眼淚流不停（心經受損，啟動感知，即會流淚）

　　針對個案的芳療重點：

❶ 小口喝溫涼的水：中暑是心經受損，小口喝水是替身體打點滴。

❷ 使用脾經精華油：內有肉桂這種熱性精油，這位學生體質屬濕寒，平日就不易排汗。如果是運動員中暑或一般高溫中暑，使用溫和小腸經精華油即可。

❸ 刮心經：體內高溫，心經已無法運作，刮心經幫助瀉心火後，讓身體慢慢恢復感受。

❹ 刮膀胱經：身體堅硬冰冷，不能排汗，體內熱氣散不出來。

⑤ 勿洗頭：百會穴大量流汗時不可洗頭。

⑥ 刮腎經：激發腎經，腎主水，用腎水滅上頭的心火。也是「心腎相交」之意。

⑦ 泡腳：腳底湧泉穴是腎經原穴，擦油泡腳開啟湧泉穴。

⑧ 睡冰枕：頭部發熱難以入睡，利用冰枕降小腸經的溫度，間接緩解心經溫度。

⑨ 刮小腸經：中暑後體內臟腑虛弱，持續塗油，刮心、小腸經幫助身體恢復。每天中午、睡前嗅吸精油、靜坐，排除負面情緒，恢復身心能量。

⑩ 身體痛感恢復：心經虛弱身體無知覺，利用心經按摩油慢慢安撫心經，身體逐漸恢復知覺。

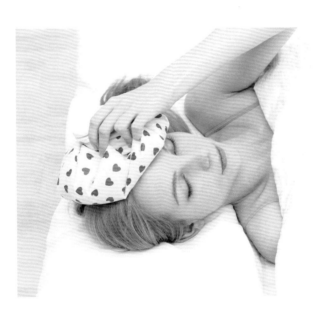

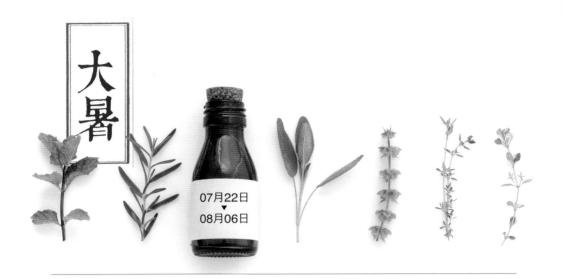

07月22日
▼
08月06日

大暑是一年中最熱的時節，有多熱呢？三國曹植在他的《大暑賦》中用「九個太陽般炙燒」來形容。大暑濕熱交迫，人們易因高溫、高濕使汗液不易蒸發，或是高溫造成汗液流失過多，若人體不能及時補充水分就容易中暑。大暑時節雖然天氣炎熱，但陰氣也開始增長，人體肌理鬆散、臟腑空虛，此時若貪涼或久臥空調房間，或過度飲用生冷瓜果、甜食等，易造成腹痛、嘔吐、腹瀉等癥狀。

「大暑」節氣保養法──消暑排汗

消暑是幫助身體排汗，但是忌貪冰涼，隨時要保持身體乾燥，若淋雨或排汗應趕緊更換濕的衣物，切忌吹風或吹冷氣來乾燥衣服，容易損傷脾、胃經。

夏季雖然胃口不好，仍需維持良好飲食習慣，注意營養均衡，因為夏日氣血衰，易傷臟腑。夏日若欲利用胃口不佳來節食減肥，除了傷身，同時容易在冬日復胖，尤其易胖在腹部與臀部。建議夏季早晚溫和運動，幫助循環。

身體排汗是幫助消暑的自然反應，但是一直流汗總是不舒服，自然喜愛待在有空調的室內。空調的溫度不可太低，頻頻進出室內、外，溫差太大，更容易造成血管收縮不順暢，亦有暈眩、頭痛等問題，嚴重者甚至會有中風，顏面神經麻痺現象。

面對暑熱，「心靜自然涼」是一種淬鍊身心的功夫。在沒有空調的年代，粉墨登場，對唱京劇的伶人是一項極大考驗，炎熱的天氣身著華麗厚實的戲服，臉上塗抹著濃重的彩妝，身段流暢，中氣十足的演唱，臉上一滴汗也沒有，因全部被含攝住了。下了戲，身心鬆弛，汗水才「嘩！」一下子，如瀑布般傾瀉下來，這是練就出來的功夫。「汗為心之液」，唯有強大的凝神內斂的功夫，才能做到這般程度。我們不能改變酷夏的炎熱，但是可以自我鍛鍊，讓身心處在一個柔軟無礙的狀態，適應外在環境的改變。

大暑保養：

① 使用溫暖精油按摩天樞穴、關元穴，幫助腹部保暖，加速腸胃蠕動、預防便祕。

② 一週一次用暖性的精油泡腳、喝溫水，幫助身體流汗、排除寒氣。

③ 使用脾經精華油，按摩脾經補氣、消水腫、塑身。

④ 中午、晚上睡前，嗅吸心經精華油，幫助靜心安神。

⑤ 使用小腸經精華油，按摩小腸經，活絡肩頸，預防五十肩。

⑥ 使用溫暖的精油，冬病夏治，刮膀胱經活絡體內臟腑，排除濕寒。

⑦ 運動後、大量流汗，不可立即喝冰冷飲料、不可洗冷水澡、不進入低溫的冷氣房，避免血管急遽收縮造成小中風。

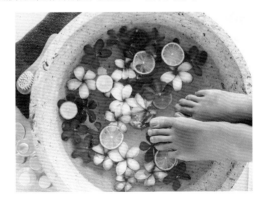

⑧ 利用天然植物精油，幫助驅蚊、防蟲、增加皮膚免疫力。

「大暑」節氣芳療——傷口修復

傷口修復

夏天大家喜愛戶外運動，難免造成肌膚撞傷、挫傷。但是夏日陽氣浮越於體表，皮膚受傷，傷口處會不斷有液體滲出，不容易結痂，這是身體呼應節氣的現象，但是濕黏的傷口，很容易造成細菌感染，可利用精油幫助傷口修復。

〔修復純精油配方〕 ·高地薰衣草 20滴　·岩玫瑰 20滴　·永久花　20滴
·德國洋甘菊 3滴　·巴哈急救花精　4滴

＊精油調和好，加入巴哈急救花精，靜置兩週後，再調和植物油使用。

〔修復精華油配方〕

· 修復純精油　　　20滴
· 聖約翰浸泡油　　10ml
· 沙棘油　　　　　3滴

使用方式

傷口進行護理包紮後，搭配修復精華油按摩傷口周圍，加速傷口周圍組織循環，促進傷口癒合。

小秘訣

夏日皮膚受傷，傷口不易結痂、乾燥，反覆潰爛容易造成細菌滋生。傷口護理後，可滴一滴修復精華純精油，可加速傷口癒合，因為薰衣草精油，具有溫和抗菌功能，並對肌膚具有乾化作用，可加速傷口乾燥。

芳療配方的調和原理

永久花	薰衣草	岩玫瑰	德國洋甘菊

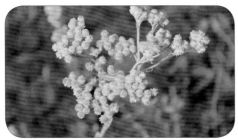
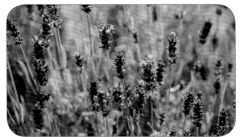
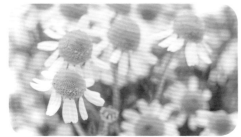
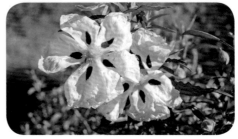

　　這是德國資深芳療師，針對挫傷、瘀傷調和的有效配方。永久花與薰衣草都含有大量的酯類成分，可以幫助安撫受傷部位疼痛，永久花具有強大消除瘀傷的功能；蒸餾的岩玫瑰精油可幫助傷口癒合；德國洋甘菊則具有消炎的特性；紅色的聖約翰草浸泡油加強消炎功能；沙棘油對皮膚修護具有顯著功效。

其它生活應用精油

1　驅除蚊蟲

複方精華配方	使用方式

〔濃度5%〕

· 甜高地薰衣草	15滴
· 天竺葵	4滴
· 薄荷	6滴
· 艾草	3滴
· 檸檬香茅	2滴

1　純精油可擴香使用，具有驅趕室內蚊蟲效果。

2　精華油加入10ml紫草浸泡油中，可製作成滾珠瓶，直接塗抹皮膚，預防蚊蟲叮咬。

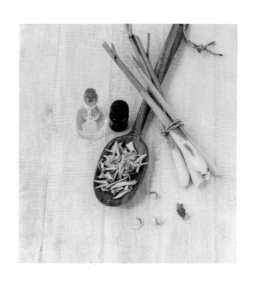

天竺葵與檸檬香茅特殊的香氣，對蚊子或小昆蟲具有驅趕的功能。但天竺葵精油中的「牻牛兒醇」分子，與檸檬香茅的「香茅醛」分子，對皮膚具有刺激作用，使用時須特別注意，一定要稀釋後才可使用，純精油直接接觸皮膚，具有刺激性，容易造成皮膚過敏現象。

2 汗皰疹

通常造成汗皰疹的原因有二：

❶ 夏日飲食寒涼或是宵夜吃太多燒烤油炸的食物，造成過度耗損脾胃能量，無法有效排除體內濕寒。

❷ 夏天工作過度勞心、過度思慮、熬夜，或是壓力造成情緒煩悶、暴躁，過度消耗心氣能量，而傷到脾經。

脾經負責運化體內濕氣，脾經過度勞累，無法有效搬運體內濕氣，夏日體內濕熱無法有效代謝，遇上體外濕熱誘導，濕氣循著經絡走到四肢末梢，容易在手掌、手指或是腳部，長出一團團小水泡，奇癢無比。水泡破掉會流出清澈液體，癒合結痂。不久又會在結痂處附近長出新的水泡，這即是汗泡疹。

汗皰疹不具傳染性，但是水泡弄破很容易細菌感染，不可不慎。

工作壓力大，飲食無定的上班族，常熬夜愛吃油炸的學生族群，久坐下半身容易水腫的女性，夏天都是汗皰疹好發族群。

汗皰疹，是體內氣血循環衰弱的一個表徵，提醒著：應該改變飲食、情緒和作息習慣了。

複方精華

· 高地薰衣草	20滴	· 野馬鬱蘭	5 滴
· 岩玫瑰	5滴	· 聖約翰草油	10ml
· 永久花	3滴	· 沙棘油	3滴
· 鷹草永久花	10滴		

使用方式

1 直接塗抹患部後，約按摩1分鐘讓精華油滲入皮膚，每2小時塗抹一次。

2 大約使用三天後水泡即會乾化，等待長出新的皮膚即可停止塗抹。但是這無法根治汗皰疹復發，若要根治還是必須調整飲食作息。

3 依據臨床經驗，許多上班族、喜愛熬夜的學生，夏天深受汗皰疹困擾。徹底處理汗皰疹，需要提升脾經運化體內濕氣的能量，搭配脾經按摩可有效根除汗皰疹復發。

芳療配方的調和原理

　　薰衣草可乾化水泡，同時具有溫和抗菌功效；鷹草永久花具有促進細胞再生的功效；野馬鬱蘭具有抗菌、抗氧化的酚類分子，可預防汗皰疹感染。不過野馬鬱蘭抗菌效果雖好，但是對皮膚具有強烈刺激性，要謹慎使用，劑量不可過高。

　　汗皰疹發作期奇癢難忍，故用濃度較高的配方，因為手掌與腳掌的皮膚，多了一層透明層的保護，可忍受較高濃度的精華油。但不可頻繁使用高濃度的精油，因此症狀結束即停止使用。

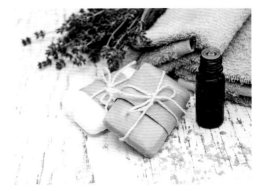

注意事項　嬰幼兒使用時，需降低濃度至1%

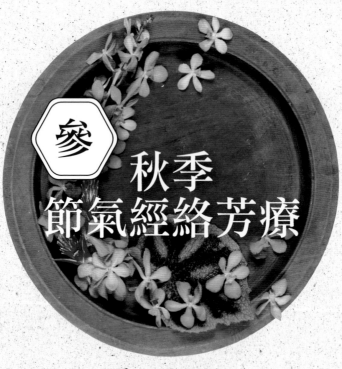

秋季
節氣經絡芳療

Autumn

江城如畫裡，山曉望晴空。
雨水夾明鏡，雙橋落彩虹。
人煙寒橘柚，秋色老梧桐。
誰念北樓上，臨風懷謝公。

——唐・李白《秋登宣城謝朓北樓》——

秋季是一年中轉變最大的季節。雖然體感溫度仍然炎熱，但是陽氣已逐漸向地底收攏。八月初立秋以後，從芒花的盛開，可以看見秋的腳步，從台灣北端七星山頭，逐漸往南盛開。九月輕步挪移到了台灣中部；十月底，南部的河川兩旁，已布滿搖曳的芒花，芒花開到哪裡，涼風就吹到那裏。秋天是需要放慢腳步，與天地共呼吸，慢慢將陽氣生機向體內收攏、儲藏起來的季節。

「秋」字在甲骨文像一隻準備藏身的蟋蟀，蟋蟀是古老的昆蟲，也是秋蟲。秋季天氣轉涼，昆蟲開始忙碌備糧，準備找巢穴藏身。

詩經說：七月蟋蟀在郊野鳴叫、八月趴在屋簷下吟唱、九月躲在門後呢喃、十月鑽到床下賴著不走。當秋蟲蟋蟀在屋內鳴叫即是宣告歲暮已至。

後來隨著農耕生活確立，「秋」字到了篆文演變成了「火＋禾」。意味著秋收後，收藏豐收的糧食，一把火燒掉剩餘的稻梗，變成灰燼回歸土壤，為下次的春生準備。

秋天陽氣漸收，天地之間的氤氳逐漸消散、天晴地朗、金風送爽，正是出外登高的好時節。

詩人站在高處眼裡的秋，是色彩豐富、清朗乾淨、如畫的江山，靜謐中帶著幾許寒意，遠處的炊煙攏上夕陽的橘黃，梧桐葉逐漸染上秋色。不論詩人是否以古喻今，自己遭人誣陷鬱鬱不得志，但是一千多年後，江山依然如畫，僅留下詩人精彩的詩句。生命的智慧總是在磨難中被惕厲出來。

秋天是智慧增長的季節，生命由低往上攀爬需要努力與毅力，但是豐收後懂得謝幕、收藏，由絢爛歸於平靜，需要更多的智慧與勇氣，需要時間慢慢的調適與學習，但過程中總帶著一絲絲的感傷。

立秋→處暑→白露→秋分→寒露→霜降

秋季節氣養生法

秋三月，此謂容平，天氣以急，地氣以明，早臥早起，與雞俱興，使志安寧，以緩秋刑，收斂神氣，使秋氣平；無外其志，使肺氣清，此秋氣之應，養收之道也。逆之則傷肺，冬為飧泄，奉藏者少。

—— 《黃帝內經》

　　秋天，氣候逐漸由炎熱轉為寒涼，正是一年之中，養陰最佳的季節。《黃帝內經》將秋三月稱為「容平」，貼切地描述氣血平和緩慢回歸臟腑的過程。身體氣血能量，經過春、夏兩季被陽氣推升到體表，進行生長、發育的黃金期。時序入秋後，陽氣能量已是強弩之末，耗損的氣血正緩緩地回到體內深處，準備靜臥、滋養、休息、更新。臟腑如同大地之母一般，蘊藏豐厚、穩定、包容、安靜的「陰」能量。

　　「養陰」則是在陽氣回歸臟腑之前，啟動、淨化臟腑氣血流通的管道，迎接能量返回。就像大地母親，在迎接生命之前做好滋養的準備。

　　所謂「天氣以急，地氣以名」，原來讓水氣蒸騰的太陽逐漸往南移走，乾燥的天氣容易造成肌膚搔癢、乾燥的現象。

　　陽氣逐漸進入身體，太陰肺經開啟收藏陽氣之門。陽氣內入人體有兩個作用，一是準備休養生息，另一個則是溫養臟腑。如果「太陰不收」則是太陰肺經在秋天沒有舒展，無法接納回收入內的陽氣，體內臟腑得不到陽氣溫養，水氣循環停滯，導致「肺氣焦滿」，呼吸道容易產生咳、喘等疾病，

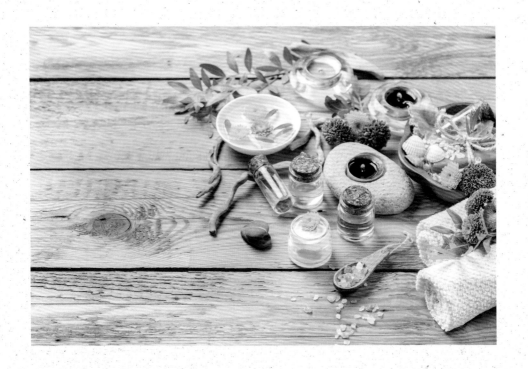

　　當然也會影響到脾、胃經消化、吸收功能的停滯，冬天則會出現消化不良、水瀉的現象。冬天身體無法從食物獲得滋養，來年春天則易發生氣血能量不足，導致肝氣無法順利抒發。不同季節保養不同經絡，對身體健康影響深遠。

　　情志也會影響肺經的開啟，秋季代表的意義是豐收前的平靜、優雅、從容，因為在豐收過程包含揀選，也就是去蕪存菁的過程。揀選是智慧的考驗，面對斷、捨、離，會有太多的情感糾葛，但是為了追求成就的圓滿，揀選有意義的部分珍藏孕育，留待下一次的新生循環。秋季容易在嚴肅與耽溺中擺盪，情緒在捨與不捨之中擺盪，產生壓抑和敏感，或是逃避和縱容。放下的過程一定有情感的壓抑，生命中每一次的放下，都是為了下一次的新生而學習。

秋季的保養良方

（一）排除體內濕氣、提升睡眠品質

趁著初秋按摩三焦、心包經絡，幫助體內排除濕氣、改善水腫現象，按摩心包經，有效改善睡眠品質。

（二）強健腸胃

夏天生冷飲食吃太多，造成腸胃負擔。秋天容易有口角、口腔潰爛現象，這是脾、胃經虛弱的表徵，可服用維他命B群幫助癒合，同時利用夏季脾胃經絡保養方式，幫助脾胃經絡保養，滋陰才能接續下一個循環陽生。

（三）早睡早起、溫和運動

立秋後陽氣能量漸弱，早起可用立秋篇的三焦經精華油按摩身體，曬曬秋陽，溫和運動，幫助肺經開展，迎接陽氣進入體內，活絡臟腑。晚上盡量在11點以前休息，睡前可按摩心包經，幫助進入深層睡眠，讓臟腑循序恢復夏季所耗損的能量。秋天不宜賴床，多去戶外健行，賴床易傷肺氣。

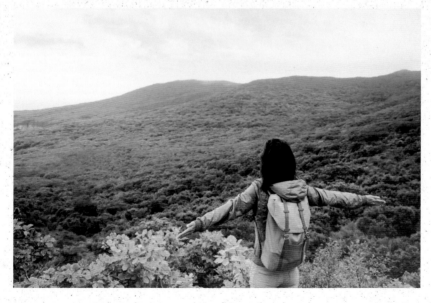

（四）多喝水、吃滋陰潤腸的食物

秋氣燥，易傷肺經，肺氣不足則易造成大腸蠕動緩慢，導致便秘。除了多補充水分，可多食用富含不飽和脂肪酸的冷壓植物油，例如：沙棘油，除滋養身體，亦可幫助潤腸排便。

（五）保護呼吸道

秋季空氣濕度低，鼻腔黏膜易因乾燥而流鼻血，可在鼻腔中塗抹「霜降篇」的鼻腔保養精華油滋潤鼻腔黏膜，保護呼吸道順暢，避免鼻病毒感染，預防感冒。

（六）滋養皮膚毛髮

立秋後逐漸進入乾季，多利用滋潤的精華油，保護滋養皮膚、毛髮，避免因乾燥產生皮膚搔癢、細紋，及頭髮乾燥無光彩。

（七）注意心血管疾病

勤按摩心包經，幫助血液循環，預防發生心血管疾病。多利用放鬆精油（見p.148），緩解心悸現象。

（八）保持心情愉快

秋天容易情緒低落，許多隱藏多年的悲傷，也容易在這時候被翻攪出來。悲傷的情緒容易傷到肺經，建議可嗅吸永久花精油，化解悲傷與鬱悶。

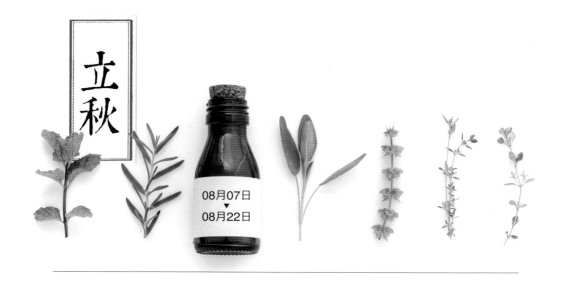

立秋

08月07日
▼
08月22日

節氣
變化

「立秋之日涼風至」，立秋之日已能感受涼意，不再濕熱難耐。《黃帝內經》：「肺者，氣之本，魄之處也。」天地變化的節律就是氣的變化，我們透過肺的呼吸，氣體交換，將天地的訊息帶入體內。秋養肺，肺經在秋天，打開迎接內收的陽氣。身體負責調節開合的少陽經可幫助開展肺經。少陽膽經負責在春天打開肝經幫助陽氣舒展；少陽三焦經則在秋天負責打開太陰肺經，幫助陽氣回收。身體臟腑迎回的陽氣，則透過疏通三焦經，與體內的臟腑連結，逐漸回歸，儲存元氣的腎經，進行休養生息，安靜等待隔年春天到來。

「立秋」節氣保養法——疏通三焦經

在台灣，立秋時節往往會遇上農曆七月，俗稱鬼門開的時間，病人會儘量避免在這個時間進行開刀。過去的我並不以為然，覺得這是迷信。但這十年利用芳療進行節氣經絡保養時，從臨床觀察紀錄後發現，在大暑到處暑這一段時間，如果受了外傷，傷口確實不容易癒合，並且容易產生惡化現象。透過觀察發現，大多是因為夏天過度消耗臟腑能量所致。因此建議患者，改

變作息，儘量早睡，利用按摩三焦經、心包經絡，疏通體內臟腑氣血運行，幫助睡眠品質提升。同時按摩脾胃經絡，幫助吸收、佈輸營養，加速身體復原。

前幾年，家人正好在農曆七月右手橈骨骨折，需要開刀植入鋼釘，幫助骨頭定位生長。手術後復原過程中，精油按摩提供極大助益，每日按摩左手三焦經，幫助臟腑氣血循環，同時按摩足部脾、胃經絡，促進消化與吸收，結果復原情況讓醫生驚訝。石膏拆掉後，持續透過復健運動與按摩，幫助受傷的右手恢復肌肉生長與彈性。一年後，兩手粗細與運動效能不分軒輊。

認識天地變化的頻率，幫助身體與自然達到同步，則日日皆好日。

認識三焦經

三焦經，在體內沒有具體的臟器對應，也很難形容其形狀。三焦泛指包在各臟腑外的一層「外膜」，稱作「焦」，功能之一在保護各大臟腑。除了上、中、下三大體腔一切臟腑的外膜，它還包括各體腔本身的「內膜」，以尺寸和涵蓋面積而言，堪稱人體第一大「腑」。

傅世垣所著的《中醫大百科書》以軀幹劃分三焦經為三個部分：

上焦：橫膈以上，包含心與肺。

中焦：橫膈以下至臍，包含脾、胃。

下焦：臍以下，包含肝、腎、大腸、小腸、膀胱。

三焦經主要功能是升降諸氣與通行水液。因此，立秋後勤按摩三焦經，喚醒臟腑準備迎接返回的陽氣，同時幫助疏通與排除各臟腑的津液，避免發生水腫的現象。立秋後常會生病，好發便祕、脹氣或拉肚子等症狀，這與大腸經絡有關，可參考節氣「寒露」對大腸經的敘述。

按摩三焦經可改善以下問題

多按摩三焦經，可緩解易怒、煩躁、焦慮，放鬆氣脈，則精氣可布滿三

焦經，自然健康美麗。疏通三焦經亦可調節女性內分泌，女性常有經痛、月經不調的症狀，這與臟腑氣血瘀滯有關，利用按摩疏通三焦經，強化臟腑間的內分泌流動與聯繫，緩解失調現象。

對正處於更年期的中年人，在節氣陰陽轉換時，身體常跟不上宇宙的節奏，產生情緒憂鬱或是活力漸失現象。利用秋季陽氣漸收，暢通三焦經絡，保養身體臟腑，可達到延緩老化，保持三焦經暢通就是間接在養元氣。

大量氣血循三焦經流注於「淋巴管」與「三焦體膜」則可改善下列問題：

1. 兩頰對稱的斑點。
2. 身體局部水腫。
3. 脂肪堆積造成的橘皮組織。
4. 容易疲勞、嗜睡。
5. 臉部膚色晦暗不均。
6. 精神不易集中，睡眠多夢。
7. 傷口不易復原，易發炎。
8. 男女更年期問題。

「立秋」節氣芳療——手少陽三焦經精華油

這是個剛柔並濟、氣味芳香的配方，三焦經負責疏通體內臟腑氣血流動，因此需要考慮體內陰、陽能量的交融。歐洲赤松具有強大上升的陽性能量，擅長疏通氣血，加入寒涼清熱的梔子花岩蘭草Attar精油，正可緩和歐洲赤松炎熱的能量，溫和的佛手柑，是歐洲赤松與梔子花岩蘭草Attar兩者間最佳協調者，將「陰陽不交」調和成「陰陽交泰」。

運用手少陽三焦經精華油配方，臟腑氣血皆能得到良好疏通，疏通三焦

經絡、緩解手部痠麻、緩解肩頸痠痛、頭痛、促進腦部血液循環、強化記憶、思路清晰、提升工作效率，也能幫助淋巴水分排除。

手少陽三焦經精華油配方

·歐洲赤松	9滴
·佛手柑	19滴
·薰衣鼠尾草	9滴
·野薑花根	1滴
·梔子花岩蘭草Attar	3滴
·冷壓芝麻油	30ml
·沙棘油	1滴

注意事項

6歲以下、孕婦不適用，未成年降低濃度至3%。早上起床後任何時間，循三焦經按摩108下，一天可數次，每天使用。

使用方式

1 三焦經巡行的時間是晚上9點到11點（睡眠時間），因此可在相對應的早上9點至11點，任選一段時間點，在三焦經絡循行處塗上三焦精華油，利用撥筋板，從無名指的關衝穴開始按摩，上行至顱骨下方翳風穴。

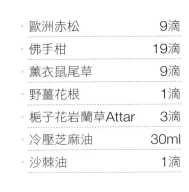

關衝穴

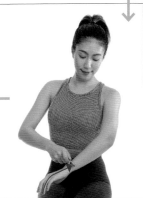

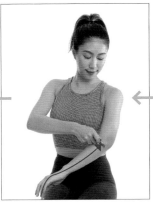

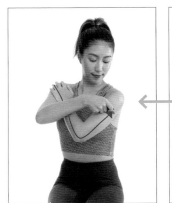

2 多按壓幾下翳風穴，可補充一天的活力能
  量。先按摩左手，再按摩右手。因為此處最
  容易堆積酸性物質，因此剛開始按摩時會產
  生疼痛或是瘀青，可在按摩完後稍做熱敷幫
  助化瘀。

3 塗抹三焦經精華油於上臂，用撥筋板刮上臂
  的三焦經，以順手的方向自上往下刮至肘部
  即可，每次每隻手臂可刮36下。

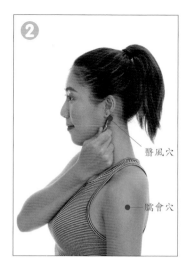

翳風穴

臑會穴

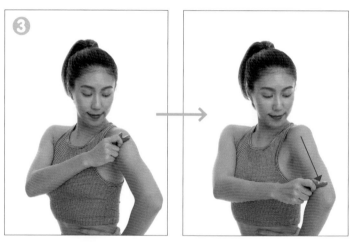

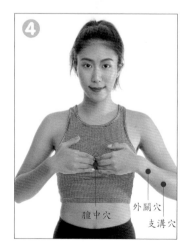

4 塗抹三焦經精華油在膻中穴，用手指敲
  打或按揉膻中穴。可增強活力、強化免
  疫力、強化肺經與心包經。

5 除按摩三焦經外，也可加強以下穴位：
  外關穴、支溝穴、臑會穴、翳風穴、膻
  中穴。

膻中穴　外關穴

支溝穴

芳療配方的調和原理

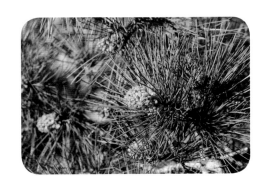

歐洲赤松

Scotch Pine／*Pinus sylvestris*
松科／針葉蒸餾

高大長青的歐洲赤松，最高可長到36公尺，對土地與環境、氣候的適應能力極為強大。從寒冷的北極地區到炎熱的赤道圈，皆可看見其蹤跡。歐洲赤松強悍的生存能力，可從它的針葉、樹皮與樹幹萃取物感受到。

針葉萃取的歐洲赤松精油，性味辛、溫，對肺、腎、膀胱經絡具有補氣、排水的功能。強烈、清新的木質氣味，含有豐富活潑的單萜烯分子，可以迅速替凝滯的身體打開一條寬闊的氣、血流暢通道。

在課堂上，我喜歡透過一個小實驗，讓學生感受，這份難以用言語形容的陽剛能量，取一滴歐洲赤松精油，塗抹在左腳足底湧泉穴上，稍稍按摩1分鐘後站起來，左右腳輪流踩踏，學生即會發出驚訝的讚嘆，發現擦過油的那一隻腳顯得特別的輕盈，下半身循環較為停滯的同學，則會有麻麻癢癢的感覺往上竄，也因歐洲赤松強大促進循環的效果，此時大部分學生都會有想如廁的感覺。

身體內三個掌管陽氣的經絡，分別是肺、脾、腎經，位於上、中、下三焦的位置，臟腑內的液體需要靠氣來推動運行，如果其中一個經絡氣虛或是氣滯，則水分易滯留在該經絡的位置。

歐洲赤松豐富的能量，精油活潑的小分子透過三焦經絡吸收，在腹部臟腑間流動貫穿。可提升上焦肺經的呼吸深度，並活絡下焦腎經排水功能。肺經亦可帶動脾經運行，幫助腸胃消化功能，排除滯留體內多餘的水分與黏液。

除了歐洲赤松，其他的針葉類精油亦有助三焦經的活絡，可以交替使用，不過在臨床觀察以歐洲赤松能量最為強大。

佛手柑

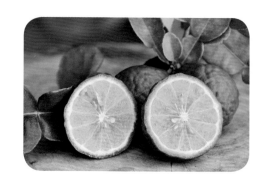

Bergamot
Citrus bergamia
芸香科／果實冷壓

芸香科共同的原鄉都在亞洲地區，輾轉透過阿拉伯人帶到歐洲，選擇了陽光充足的蔚藍海岸邊駐足，佛手柑帶有的檸檬香氣，是亞洲人鼻子的鄉愁，也是歐洲人化解憂鬱的最佳陪伴。

生長在義大利中南部的佛手柑，所產出的精油品質最佳。果皮冷壓萃取的精油，化學成分豐富與溫和，除了帶有檸檬的清新與甜橙的溫暖，更多了一些橙花的香氣。在安撫情緒作用上，相較其他柑橘屬的精油更突出。

溫和的佛手柑精油，性味辛、溫，有效幫助疏理肝氣與促進消化，同時還可溫和排除濕氣與痰液，適用於肝、脾、肺等經絡。

十九世紀英國伯爵，將佛手柑氣味添加入阿薩姆紅茶中，特殊的蜜柑香氣成為今天廣受人喜愛的伯爵紅茶。我私心認為，應該是英國人喝了帶有蜜柑香氣的東方美人茶後，仿效氣味而調製的。無論如何，伯爵紅茶確實具有化油解膩，幫助消化的功能。

單獨使用佛手柑精油，對身心幫助廣泛全面，可抗菌、緩和疼痛、溫和去脹氣、助消化、緩解憤怒、壓力、焦慮、助眠。另外，佛手柑精油與任何精油調和，不但不會掩蓋其他精油氣味，且能達到極佳的協同作用，佛手柑是陰陽能量與氣味的調和者。

＊佛手柑調油小秘訣：調和精油時如果氣味太突兀，或是不討喜，可加入一點佛手柑精油，即可磨掉突兀氣味的稜角，又不會掩蓋配方的功效。

薰衣鼠尾草

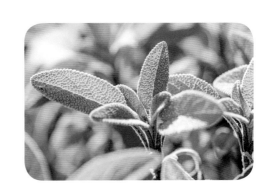

Spanish Sage
Salvia lavandulaefolia
唇形科／開花全株蒸餾

生長在西班牙的薰衣鼠尾草又稱作西班牙鼠尾草，是歐洲傳統草藥，被廣泛使用了數個世紀，用來處理感冒引起的喉嚨痛及幫助消化。

利用整株藥草蒸餾萃取的精油，含有高比例的 α-蒎烯和氧化物，具有提升免疫力與抗菌作用。對於薰衣鼠尾草緩解阿茲海默症的說法，目前仍在研究中，並未被證實有明顯效果。

但是臨床運用上發現，性味辛、苦、微涼的薰衣鼠尾草，對上、中兩焦的肺、脾經絡，確實有效舒展肺經提升呼吸深度，幫助脾、胃經絡氣血循環。在整體配方，君、臣、佐、使的任務中，薰衣鼠尾草扮演的是，佐和使的雙重角色。高比例的氧化物，迅速穿透經皮的特性，可幫助大分子的野薑花根精油與梔子花岩蘭草Attar，快速進入經絡中參與工作，同時提升歐洲赤松整體運作能量，有效達到「寬中理氣」的功能。

不過，單獨使用薰衣鼠尾草，要注意樟腦含量的比例，愈低愈好。同時精油中也含有微量的側柏桐，使用時注意濃度低於1%較為安全。

順應節氣勤保養，穩定控制乳癌病情

個案是62歲的女性，家族肝病病史，多位家族親友因肝病變過世。她從20幾歲時，臉部與身體都出現深色的大塊斑點，讓她極為困擾，雖經常去美容院保養，卻沒有任何改善。

後來，她53歲時，發現罹患乳癌。

2012年春天，完成化療一年多時，她開始使用我提供的節氣經絡油，認真保養身體，每週做一次身體按摩。

她順著24節氣保養不同經絡，春天按摩肝膽經，夏天按摩脾胃經。持續五年後，臉部與身體的斑點幾乎完全消失。她高興地說：「我的皮膚從來沒有這麼淨白過」。

因為腫瘤患者，大多新陳代謝不好。我請她春天疏通肝膽經，夏天利用脾胃經強化氣血運行，初秋做心包、三焦經絡，疏通臟腑三焦，冬天養腎補陽。目前這位女性身體狀況良好，常常出國遊玩，出國時一定會帶著當令的節氣經絡油自行保養。

個案 ❷

撥開肩頸僵硬、胸悶，順利迎接新生命

　　這位35歲的女生自己經營工作室，長期大量工作勞動，氣血不通，造成上手臂常感到痠脹。上節氣課時，我讓大家用撥筋板加上三焦經精油，刮三焦經絡108下，她的手很快的產生紅色的斑點，立即幫她滴了肌膚急救油，約一小時就退痧。

　　當她使用心包經精華油，僅僅輕刮右手心包經絡約10幾下，中指手指連接手掌處，突然間感到一陣劇痛，再繼續刮幾下後，疼痛感逐漸消失，神奇的是，原來僵硬的肩頸變得輕鬆，長期胸口的悶痛感也消失了。當晚睡前又再做一次心包經按摩，半夜竟被手臂痠痛喚醒，她持續按摩約10天後，原來手臂的痠脹感消失了，睡眠品質比過去改善許多。

　　後來接到她期待已久的好消息，恭喜她，這是另一個順著節氣，利用芳療養生順利懷孕的個案。

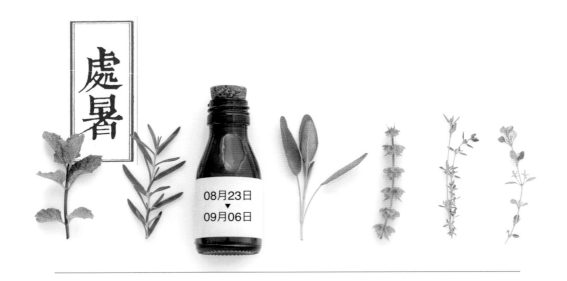

處暑

08月23日
▼
09月06日

杜牧的《秋夕》正是形容處暑後雲淡風輕，略帶寒意的樣貌。此時令人暑熱難耐的三伏天氣已接近尾聲，「處暑寒來」一說，指處暑過後，夏日的暑濕逐漸消退中，早晚溫差逐漸加大，秋意也漸濃，天地間有蕭條的涼意。大暑到處暑這段時間，對從事創作、研發的人，是最艱難的一段時期。因為炎熱的天氣，體內大量的氣血充斥於四肢，很難長時間專注於研發創新；而立秋到處暑這段時間，正是天地陰陽能量不交的時刻，陰陽能量無法磨盪，如何會有新的創造呢？這是身體與自然呼應的結果。

「處暑」節氣保養法——強化心包經

中醫將「心」分為心與心包。心主神志，這個心是靈魂中立志的心，是自由的心，是窮盡一生時間想要達到的生命意境。心包經的心，像我們一般認知的心腦作用，是肉體的心臟，包含了全身氣血循環，心思、情緒、意識。

處暑為何養心包經？心包經與肝經同樣屬於厥陰經，肝經藏血，心包經則是將氣血推動到全身，但肝經也會跟著疏泄。秋日養好心包經，肝經才會

在春天將體內的陽氣疏泄到全身。

養肝最好的方式，不是吃補品養肝，而是讓身體充分休息。經過了整個夏天大量耗散身體能量，到了秋天可利用按摩心包經，提升深層睡眠的品質，讓臟腑有時間幫助氣血做一番修補。

從中醫觀點來看，心包經能早期反映心臟的變化。按摩心包經可強化心臟搏動的力量。臟腑則可得到充分的血液滋養，同時幫助排除體內酸性物質，每天堅持按摩心包經，能明顯改善身體健康。

按摩心包經有幾個好處：

① 散血熱：中暑或熱衰竭除了刮膀胱經外，可利用涼性的精油，按摩心包經幫助臟腑散熱。

② 幫助睡眠：改善難入睡、多夢、易醒，擁有良好的睡眠品質，可幫助思慮清晰，提升記憶力，工作有效率。

③ 好心情：使用花朵類的精油按摩心包經，可幫助提升血清素，心情愉悅，增加魅力。

④ 幫助脂肪排除：晚上7點到9點是心包經運行時間，晚飯後按摩心包經，可激勵腸道蠕動，消除脹氣，加速脂肪在體內代謝的速度。

⑤ 改善心悸：每天晚上睡前按摩心包經，可加強心臟的活力，改善心悸。

⑥ 改善荷爾蒙：35歲以後的女性因為荷爾蒙的改變，容易情緒不穩定，易怒、憂鬱或經期不定。每天按摩心包經3分鐘，三天後，情緒將明顯穩定，並提升幽默感與創造力，對更年期女性亦然。

⑦ 適應時差：需要經常出差旅行的人，常因時差而造成身心狀況不平衡。當即將改變時區時，建議在飛機上敲打膻中穴，按摩心包與三焦經，可讓身體較快適應新的時區變化。

「處暑」節氣芳療——手厥陰心包經精華油

　　心包經的按摩油要達到清血熱，因此儘量使用溫涼性質的精油，蒸餾的大馬士革玫瑰和檀香精油可達到清血熱，同時還可激勵血清素分泌，緩解壓力，幫助寬胸緩解心悸；玫瑰與香蜂草，具有抗發炎的成分，秋天用於心包經絡，加速排除體內濕寒，達到神清氣爽的功效。另外，香蜂草可提升玫瑰放鬆助眠的功效。

　　對於長期受睡眠困擾的慢性病患者，可多利用這配方按摩心包經。此外可以緩解胸悶、心悸、強健心肺、紓解壓力、緩解高血壓、預防早晨起床臉部水腫等狀況。

 手厥陰心包經精華油配方

· 大馬士革玫瑰	3滴	· 佛手柑	10滴
· 印度檀香	2滴	· 香蜂草	1滴
· 桔葉	3滴	· 冷壓芝麻油	30ml
· 冷壓萊姆	10滴	· 沙棘油	1滴

注意事項

6歲以下、孕婦不適用，未成年降低濃度至3%。下午、睡前，循心包經按摩108下，一天一次，每天使用。

使用方式

1　按摩心包經三分鐘：塗抹心包經精華油於心包經循行路線，可用姆指或撥筋板按摩手臂肱二頭肌內側的天泉穴，經過手肘，沿著前臂的中線按摩至手腕、掌心、最後到中指指尖的中衝穴。按摩時可加強以下穴位：天泉穴、曲澤穴、內關穴、勞宮穴。

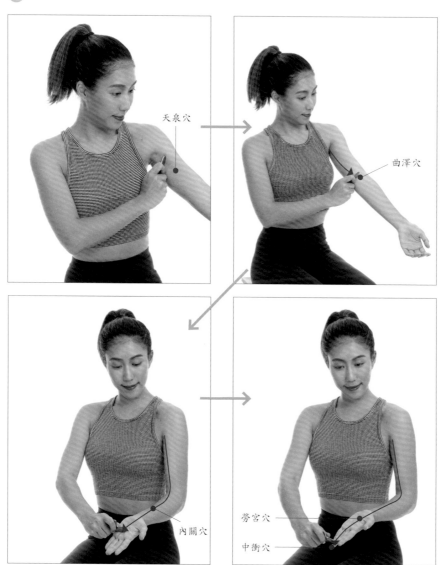

2 伸展前臂的心包經。

3 可於睡前在手臂內側塗抹心包經精
華油，使用手掌由上往下推擦，幫
助睡眠。

4 晚上7點到9點或是睡前塗抹心包經
精華油在膻中穴，用手指敲打或按
揉膻中穴（見p.162）。

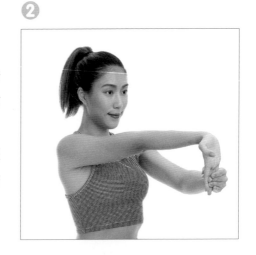

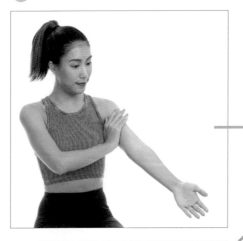

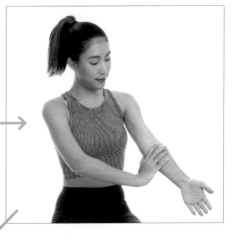

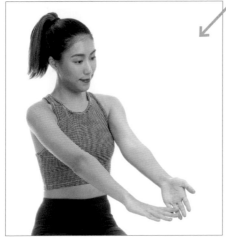

5 利用撥筋板輕輕按摩即可，剛
開始按摩時手臂內側可能會有
瘀血，大部分的人睡一覺瘀血即
消失，不用太擔心。也有一些人
會感覺胸口刺痛，可休息一下再
做，但每一次請堅持至少做完3分
鐘，一兩天後即會發現改善。按
摩時可能會有打嗝或排氣，此屬
是正常現象。

大馬士革玫瑰

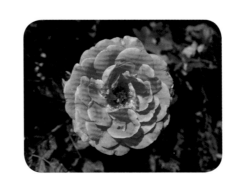

Rose
Rosa damascena
薔薇科
花朵蒸餾

　　玫瑰廣受人們喜愛，目前約有一萬多的雜交品種，大多是觀賞用，只有少數玫瑰可經由蒸餾或溶劑萃取方式萃取出精油做使用，包括大馬士革玫瑰、千葉玫瑰、法國五月玫瑰、中國的苦水玫瑰。溶劑萃取的玫瑰精油，香氣較芳香，艷麗持久，適用於香水或是改善情緒的調香使用。蒸餾萃取的玫瑰精油氣味較清雅，香氣停留時間較短暫，但是臨床使用經驗的生理療效，蒸餾的玫瑰精油比溶劑萃取的原精所呈現的治療效果為佳。

　　起源於中亞，隨著十字軍的足跡在歐洲多處生長的大馬士革玫瑰，以土耳其、保加利亞為最主要的栽種國家。在伊朗、烏克蘭、阿富汗也有栽培並萃取精油。但是，在精油氣味表現上，目前仍以保加利亞蒸餾萃取的玫瑰精油氣味最優雅，純淨較無雜味，不過其他產地未來仍值得期待。

　　花瓣蒸餾萃取的玫瑰精油，含有高比例的醇（香茅醇、牻牛兒醇與橙花醇），可有效達到抗菌、消炎、緩解疼痛的效果。用於心包經的按摩可溫和促進循環，達到血管舒張，降低血壓之功效，對修護、滋潤肌膚功效也非常顯著。

　　臨床上利用不同方式，測試蒸餾大馬士革玫瑰精油，助眠效果得到下列結果：

	作法	測試結果	備註
嗅吸	睡前使用數滴玫瑰精油放入擴香石擴香	香氣宜人，可以慢慢入睡，半夜仍會醒來，但是第二天心情愉悦	測試者是更年期婦女，晚上較難入睡，有時需藉助安眠藥；半夜常會醒來後，再繼續入睡；白天常感到疲倦
DIY 按摩	數滴精油與無香乳液混合後，進行按摩胸口、腹部、腰部、腿部	香氣宜人，按摩後感覺溫暖很快入睡，第二天心情愉悦	• 測試皆在睡前進行 • 測時期間白天勞動條件相同
心包經按摩	數滴精油與植物油混合後，用撥筋板刮心包經，不斷打嗝排氣，大約10分鐘後即有睡意	很快入睡，晚上沒有醒來，第二天精神狀況佳，心情愉悦	• 測時期間晚餐進食時間與食物相同

　　玫瑰性溫，味甘微苦，有助脾經、肝經，疏理肝氣，解肝鬱，激勵膽汁分泌，促進消化等功能。玫瑰精油甜美的香氣讓人愉悦，可緩解壓力。在助眠上，按摩使用較單獨嗅吸效果好。按摩時加強心包經，可疏肝鬱，提升睡眠的效果。

印度檀香
（白檀）

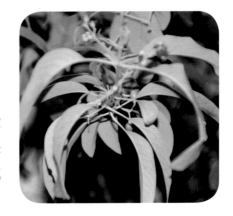

Sandalwood／*Santalum album*
檀香科／木質蒸餾

　　檀香是半寄生的植物，因檀香種子發育初期，僅可吸收水分與土壤中少量生長所需的元素。無法從光合作用中，形成

植物成長期的三要素（氮、磷、鉀）。因此檀香根部會長出吸盤尋找寄生植物，並會分泌酵素溶解被寄生植物根部的皮層，吸收成長所需的要素。

檀香幼年期以灌木或草本植物作為寄主。隨著逐漸成長，寄生植物改為強壯的木本植物。然而生長期間若其寄主死亡，檀香也會隨之衰弱而亡。檀香木成長期需要充分的日照，因此長在林木中間的檀香因日照較不充分，生長期較林木邊緣的檀香木更長。

檀香木結香至少需要三十年的時間，才能從木心堅硬的部分萃取精油。成長時間愈長，所結的香氣愈飽滿，精油產量也較豐富，所以老檀香木萃取出來的精油顏色較深，香氣也較持久。

檀香性味，苦、溫，對於肺經具有行氣的效果，有助排除心包積液，促進氣血循環，恢復夏天耗損的氣血能量。

品質極佳的檀香木，主要生產地在印度南方邁索爾城市，靠近印度阿育吠陀文化發源地。讓人身心深度放鬆的檀香木，則被廣泛使用在膜拜、祈禱與冥想的儀式中。當人們冥想祈禱時，身心會放鬆並充滿祝福。

印度是文明古國，千百年來，許多人曾駐足在邁索爾這片土地，留下不同的善念與祝福。這些訊息被土壤與空間吸收並消化，因此造就了邁索爾這一片沃土滋養著白檀的生長，經過蒸餾淬煉出的白檀精油飽含了豐富的能量。平和放鬆的心靈，最易得到宇宙與上層靈性的禮物。

印度檀香經過大量砍伐數量急遽減少，因此希望利用澳洲白檀，取代印度白檀，澳洲土地廣大，自然環境不受汙染，但是土壤少了人類留下的靈氣與祝福，所以氣味總是差這麼一點。植物精油，不僅記錄了生長期土壤與氣候的訊息，還有成長時周圍所有的靈氣祝福。有緣擁有一瓶好的印度白檀精油，不要忘記感謝與祝福。

香蜂草

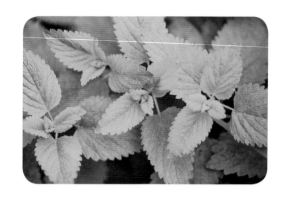

Melissa
Melissa officinalis
唇形科
葉片蒸餾

香蜂草具有檸檬香甜氣味，因深受蜜蜂喜愛故得名，是多年生的草本植物。原生於中亞的香蜂草，適應環境能力佳，容易栽培，現在歐、亞與美洲皆有其生長的蹤跡。

新鮮或曬乾的香蜂草葉片可以泡茶，廣受世人喜愛，法國人喜愛用曬乾的香蜂草葉片作為夏日飲料。自然療法師則利用香蜂草葉片煮成熱茶飲，作為緩解感冒、發燒的輔助藥草。

古希臘與羅馬學者大大讚揚香蜂草的功效，並廣泛利用在傷口癒合與抑制發炎。近代化學家發現，香蜂草精油含有豐富不同種類的醛類分子，確實可以達到消炎、止痛、抗身心痙攣的功能。

香蜂草亦有處理憂鬱症的效果，並廣受推崇。在臨床上使用發現，香蜂草精油對一般具有負面情緒或容易陷入憂鬱情緒的朋友有一些幫助，但是對於已在服用藥物的憂鬱症患者，效果並不彰顯。

比起單獨使用玫瑰精油助眠，玫瑰精油搭配香蜂草使用，用於心包經按摩效果更佳，甚至優於薰衣草加上玫瑰的助眠效果。不過香蜂草單獨使用，助眠效果與高地薰衣草功效差不多。

香蜂草種植與生長容易，但是葉片蒸餾萃取，所獲得的精油比例極低，因此真正的香蜂草精油，絕對不可能便宜。但是香蜂草廣受世人喜愛，同時高比例的檸檬醛與香茅醛，氣味容易模仿，因此市面上仿冒品琳琅滿目。只

是要達到真正的香蜂草精油所具有的豐富化學成分與臨床功效，一般氣味相仿的香蜂草精油是很難達到的。

香蜂草精油性味微溫，可入脾、肝、心經絡，微量即可達到很好的生理功效。有助氣血運行，開脾醒胃，紓解肝鬱的功能。

個案分享

個案 ❶

按摩心包經，不必吃西藥就能助眠

個案患有長期睡眠障礙，本身有紅斑性狼瘡，還有嚴重便秘，必須吃軟便劑才能排便，也有重度憂鬱症，因此她長年吃大量西藥跟安眠藥。

直到2016年夏天開始，她搭配撥筋板刮手臂內側心包經，想改善睡眠障礙，刮出許多黑色顆粒的痧，使用心包經精華油按摩後，沒有吃安眠藥就睡著了，慢慢地，使用安眠藥的劑量與次數都減少許多。

搭配心包經和三焦經按摩，神清氣爽又助眠

個案原本感覺腦袋昏沈，推完心包經後，整個人就輕鬆許多，眼睛也明亮起來了。剛開始在刮左側的時候，心臟感覺微微的悶痛，右側刮完後就開始刺痛，因為他有心臟瓣膜脫垂。之後再持續做個幾次，痛感開始消失，並轉為一陣輕鬆的感覺。個案還有水腫現象，而且有睡眠障礙，但他做完心包經跟三焦經按摩的當天，搭捷運回家的路程中感到有點睡意，當晚即一夜好眠，心包經有效改善了他的睡眠狀況。

持續按摩心包經，助你一覺到天亮

個案是一名上班族女性，長期晚上睡不安穩，半夜常會突然醒來，睡眠品質相當差。當她開始按摩心包經的第一周，每天早上起床都會感覺很疲累，這是因為身體臟腑正在修復，我建議她白天多喝溫熱水，並且持續按摩。到了第二周，早上漸漸不再疲勞，上班精神變得較好，工作效率也提高，晚上的睡眠也一覺到天亮，情緒明顯變好。

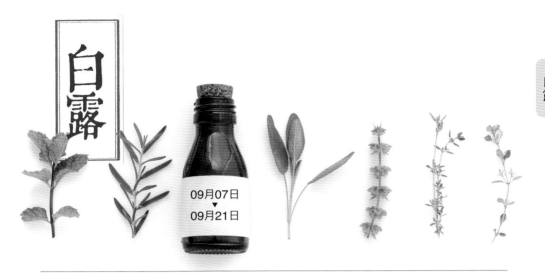

<table>
<tr><td>節氣
變化</td><td>唐‧韓愈在《秋懷詩》提到「白露下百草，蕭蘭共雕悴」。「白露」是一年中日夜溫差最大的時節，也是台灣二期稻作抽穗時期，此時最怕下大雨，影響稻作的收成。秋日夜晚氣溫下降，寒氣凝結了空氣中的水氣，清晨一片片白茫茫的露珠鋪在草地，剛好滋潤了稻禾成長。俗諺「白露勿露身，早晚要叮嚀」，提醒人們早晚氣溫低，需注意添加衣服避免著涼。但在台灣，南部和北部卻是兩樣情，北部早晚已感受到涼意，但南部仍感炎熱。</td></tr>
</table>

「白露」節氣保養法——潤肺經

養生最佳狀態是能與天地能量同步，達到「天人合一」，但是藏在體內的臟腑，如何能感受到天地的陰陽消長？唯有透過肺經的吐納過程，將天地的訊息帶回體內，臟腑因應天地運行開始做調整。為何我們不容易察覺臟腑的變化？太忙了，我們的五感與大腦忙著接受外界更大的刺激。忽略了身體微細的改變。

立秋後，三焦、心包經絡喚起臟腑的敏感，接收肺經帶回陽收的訊息，

準備迎接陽氣回到臟腑進行滋養保護，明年春天才有陽生發飽滿的能量。

除非長期受到呼吸道疾病困擾的朋友，否則不容易注意肺經的保養。呼吸太自然了，往往忘記它的存在。「肺者，氣之本」，肺經在節氣轉變時，尤其是春、秋兩大季節，主導著氣的宣、降兩大功能，也是臟腑運作時有力的推手。因此，肺經的呼吸道疾病，好發在春、秋兩季，秋天尤其是關鍵。健肺、養肺從今秋開始吧！請試著做到以下幾點：

1. 遠離空氣汙染的環境。
2. 除了遠離空汙、不製造空汙也是品德的一部分。
3. 喝水養肺。
4. 多喝溫開水，勝過一切飲料。
5. 少吃寒涼食物、避免吃冰。
6. 體內臟腑寒涼容易生痰，呼吸道容易過敏。
7. 增加呼吸深度，臟腑氣足血脈自然通暢。
8. 練氣功、瑜伽、溫和運動皆可增加呼吸深度。
9. 常按摩脾經與肺經。

「白露」節氣芳療──手太陰肺經精華油

肺經是個敏感的經絡，接收細微的訊息與改變，是第一層防護網，利用咳嗽黏液排除對一切不好的物質。但是太過敏銳容易造成氣喘、咳嗽或是過度換氣現象。肺經在五行中屬辛、白色，利用白色的橙花、白玉蘭花朵，可增加肺經呼吸深度，溫和略香甜的氣味，可安撫肺經過度的敏感，包容接納差異。同屬白色小花朵的茉莉，與秋天盛開的桂花有同樣的功效，可以交替使用；加一些香竄性溫的乳香，幫助肺經能量佈疏到各臟腑；也可利用性質類似的熏陸香交替使用；橙花性平，幫助安撫肺經的敏感，包容接納差異。

人可以利用肢體感官掩藏自我，但是無法屏住呼吸，在每一個呼吸之間，內在真實的情緒會散布在空間中。臨床上遇到嚴重鼻塞的朋友，請他用熱性的脾經精華按摩脾經，很快的鼻塞情況得到紓解。習慣性鼻塞者，通常體內是寒涼的，請參考夏季脾經養生法。

手太陰肺經精華油可強健心肺功能、紓解壓力、增加呼吸深度，排痰、緩解胸悶、舒緩心悸、恢復身體陽氣。搭配口服沙棘油可滋養肺經，對患有氣喘的朋友尤有幫助，油脂還可潤腸，緩解立秋後氣脈不足，大腸蠕動緩慢而造成的便秘現象。

手太陰肺經精華油配方

・甜橙	8滴	・白玉蘭葉	12滴
・橙花	2滴	・東非乳香	6滴
・苦橙葉	2滴	・冷壓芝麻油	30ml
・冷壓萊姆	3滴	・沙棘油	1滴
・白玉蘭花	3滴		

注意事項

6歲以下、孕婦不適用，未成年降低濃度至3%。早上起床後任何時間，循肺經按摩108下，一天可數次，每天使用。

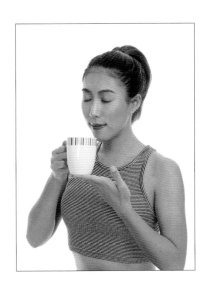

嗅吸法

純精油滴數滴在熱水中嗅吸，幫助排痰，緩解憂鬱情緒。

敲打或按摩膻中穴、中府穴、雲門穴，塗抹肺經精華油於這三個穴位後，左、右邊各敲108下，敲打過程中會有咳嗽現象，可幫助排除肺部寒氣，恢復活力，集中注意力，增加呼吸深度。

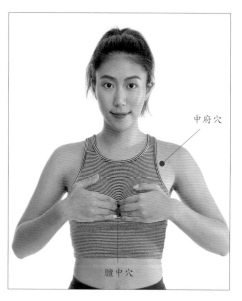

中府穴

膻中穴

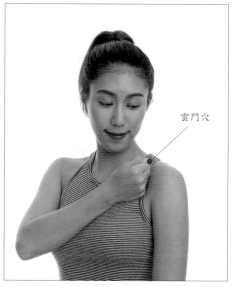

雲門穴

少商穴按壓法

塗抹肺經精華油於少商穴後，使用姆指指關節或撥筋板按壓另一大姆指指甲根部外側旁的少商穴，吸飽氣後按壓約10秒，同時慢慢吐氣；重複上列作法七次，恢復身體的陽氣，冬天手足冰冷者按壓完畢手足回暖。

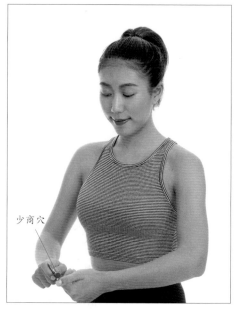

少商穴

肺經按摩法

肺經絡循行處，塗上肺經精華油，利用撥筋板，從中府穴開始按摩，下行至
大拇指少商穴。加強按摩尺澤穴、孔最穴、列缺穴。

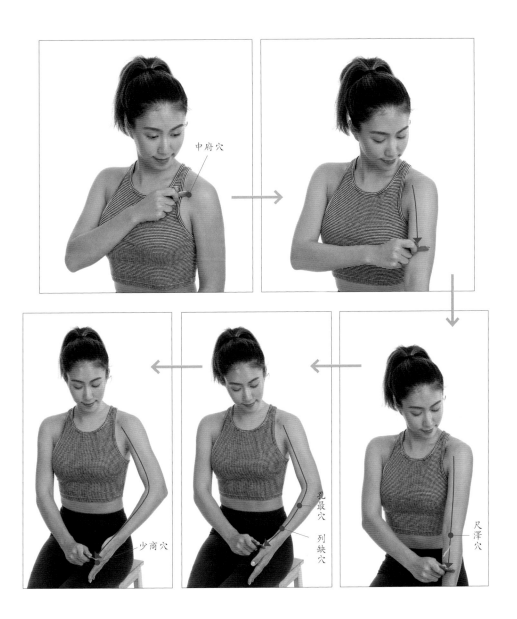

中府穴

少商穴

孔最穴
列缺穴

尺澤穴

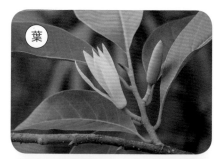

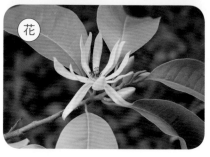

白玉蘭

White Champak
Michelia alba
木蘭科／花朵溶劑、葉片蒸餾

身體氣脈能量來源，主要是上焦的肺經，與下焦的腎經。腎經元氣是先天就具備的，父母給我們的禮物；肺經的氣脈則需要靠自己努力呼吸，再往下循行供給各臟腑運作使用。高大的玉蘭樹與中藥厚朴同屬木蘭科的植物，厚朴萃取自樹皮乾燥後入藥，專門處理脾、肺與其腑經，引導肺氣下行幫助脾胃運作，因此脾經精華油中添加了厚朴精油，間接提升脾經運化排濕效果。

在配方中使用了白玉蘭花與葉片兩種精油，蒸餾萃取的玉蘭葉精油，具花朵香氣、甜美，不如溶劑萃取的花朵氣味濃郁；高比例的沉香醇，對於補氣、抗菌、去水腫、宣散肺氣至氣脈效果尤佳；微量的酚和苯乙醇，則溫和提升循環達到溫暖功能；溶劑萃取的白玉蘭花朵，會有較高比例的苯基酯，精油香氣濃郁，塗抹在皮膚上留香時間長，同時具有令人開心的氣味，可緩解壓力、舒緩憂鬱情緒。

白玉蘭花與葉片精油調和在一起，互補化學成分不足，成為肺經主要功效的配方。臨床上發現單獨使用白玉蘭，無法明顯改善咳嗽、氣喘症狀，但是加上了冷壓萊姆與東非乳香，可有效處理呼吸道症狀，提升白玉蘭對肺經的功效。

　　白玉蘭的行氣化濁功效，不但幫助肺經宣散氣脈，有利推進血液運行，並有效幫助脾經排除濕氣，還有很好的抗菌功能。夏秋之際暑濕悶熱，女性容易引起生殖泌尿感染、分泌物較多、有異味，可用芳香的白玉蘭葉純露，泡澡或盆浴可有效改善感染現象。

橙花

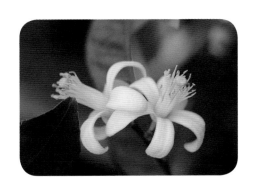

Neroli／*Citrus aurantium*
芸香科／花朵蒸餾

　　來自東方世界的黃金果實，千百年來，經過陸上、海上絲路輾轉被帶向西方，歷經不同民族的青睞，最後在陽光奔放的地中海沿岸駐足。比起其他柑橘類來說，橙樹對不利的生長環境具有更大的容忍度與適應力，因此有許多不同的雜交種。橙樹是一個老實忠厚、經濟價值極高的樹種。同一株樹的果實、葉片與花朵皆可萃取精油，栽種一株橙樹，只要辛苦守候兩年，即能得到將近五十年的回報。

　　橙樹果皮冷壓萃取的精油，需低溫保存，容易氧化，初搾油氣味甜美，像嬰兒無邪的笑容，飽含金黃陽光能量卻不炎熱，正可驅散秋天的憂鬱。

　　蒸餾橙樹葉片萃取的精油，沒有果實的甜美但有淡淡的花香，保存時間長，可與果實精油調和，並幫助果實精油留存更久，氣味香甜且悠遠深長較耐聞。

　　橙樹花朵萃取的精油，所蘊含的化學成分，較果實與葉片更為豐富。橙花花瓣厚實，芳香的氣味可傳送極遠。住在斗六的學生告訴我，雖然雲林有六輕汙染了他們的空氣，但是每年四月橙、柚子花開，香氣瀰漫整個城市，也淨化了六輕帶來的恐懼與不悅。為了每年這份香氣，他願意繼續守候在雲

林。

同一株橙樹，不同部位萃取的精油效果略有不同，橙花、果、葉調和在一起的精油，效果與成分完整。在肺經調和油中，是協同白玉蘭發揮效果的成分，可化解肺經淤塞，幫助黏液排除，增加呼吸深度。橙花甜美溫暖的氣味，對心靈確實具有淨化與開闊的功效，回到初心，忘卻眼前的不如意向生命更遠處期待，也是走出陰霾情緒的好幫手。

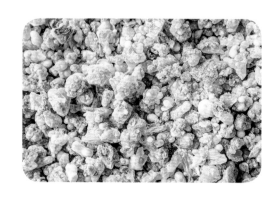

東非乳香

Frankincense
Boswellia carterii
橄欖科／樹脂蒸餾

東非北部與阿拉伯半島生長的橄欖科小喬木，樹皮因氣候乾燥裂開，滲出樹脂乾燥後，形成一顆顆淡黃色透明的乳香顆粒，黏掛在枝椏間。小心取下後，可製成藥材，用於外敷或內服使用，但是腸胃消化弱寒涼者不可內服。

利用蒸餾取得的乳香精油，性辛、溫，嗅吸後，濃郁的香氣常縈繞在鼻腔與頭顱間久久不散。

東非乳香與印度乳香精油，化學成分不大相同，功效也有些差異：東非乳香性溫，氣味較辛辣，對於肌肉關節消炎、止痛、抗發炎的效果甚佳，如搭配伊諾飛倫油則效果更加乘，此配方對肺經的氣血推進及修復功能效果顯著；印度乳香性溫，氣味較溫和，促進循環的功能佳，用於皮膚的防護與保濕功能較好，與花朵調和，安撫憂鬱的情緒，較東非乳香效果更佳，帶來較多平和能量，適宜用在瑜伽冥想。

　　乳香對西方人具有神性的意義，希臘哲學家利用焚燒乳香，提升直覺與洞察能力。東方人運用乳香歷史沒有西方悠久，中醫大多運用在生理療癒部分。臨床使用東非乳香，對於緩解關節發炎效果確實極佳。

　　東非乳香含有高比例的單萜烯，發散效果好，按摩肺經，促進氣脈的循環，幫助氣管排除痰液或異物，亦可幫助脾經排濕，加速白玉蘭行氣化濁的功效。

個案分享

個案 ❶

提升免疫力，遠離肺結核

　　個案是位中年男性，因為得了肺結核而進入加護病房治療，他的消化吸收系統不好，吃進去的食物都無法被身體吸收，氣血也很弱。但是，他虛火中燒，穿襪子不過一會兒，就受不了熱到想脫掉。

　　我建議他的家人用高達30％濃度的肺經精華油，幫他按摩肺經與腎經，讓暖性的按摩油慢慢融化臟腑的冰寒。等待臟腑鬆開後，氣血才能注入體內，慢慢恢復生機。

註：非專業芳療師的指導下，請勿隨意使用高濃度精油

保養好氣管，不再咳不停

這名女性個案，長期呼吸不順，肺經不暢通。

2014年夏天，半夜咳嗽出鮮血，就醫診斷後為支氣管過敏，主因是咳嗽過度而導致支氣管血管破裂才咳血。醫生開立處方給她，但因該藥中含有鎮靜、放鬆的成分，而此名個案本身就因長期慢性病纏身而氣虛。因此，約莫半年後，氣虛與藥劑成分，讓她出現尿失禁和恍神的狀況。此後，改以中醫調理身體。

2014年立秋，她找上我尋求協助，我請她使用肺經精華油按摩肺經，並搭配口服沙棘油，開始改善咳嗽現象；接著來到冬季，繼續使用膀胱經精華油保養身體。2017年時，已大幅改善尿失禁和恍神的狀況，身體逐漸恢復健康，目前仍繼續運用節氣芳療保養身體。

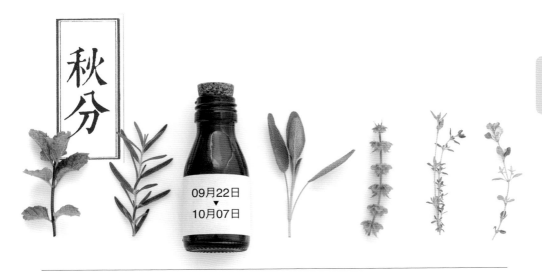

09月22日
▼
10月07日

節氣 變化	《春秋繁露》：「春出陽而入陰，秋出陰而入陽，秋分者，陰陽相半也，故晝夜均，而寒暑平。」「秋分」時太陽來到赤道，從這一天開始白日漸短，夜晚漸長，陽消陰長，秋高氣爽。因為太陽遠離暑氣消，雲層薄、天空湛藍而高遠，空氣乾燥而涼爽。一年中最浪漫的節日「中秋節」，就臨近秋分節氣。秋分後，天地氛圍漸由躁動走向寧靜，由明亮多彩轉向灰濛單調。當喧鬧嘎然停止，獨自面對自我，有時會感到失去重心，心思變得較敏感，易湧出寂寥之情。適當的獨處總是好的，切勿耽溺於自我悲涼的情緒中，不要忘了與世界互動。秋分後漸有寒意，早晚替自己添件衣服，避免受涼。

「秋分」節氣保養法——養肺

　　秋養肺，肺經在身體有多重功能，對脾、肝、腎皆有重要影響，肺氣可紓解肝氣鬱結，幫助脾經運化解濕濁，補腎氣的不足，整個秋季都可認真養肺。

　　秋分後天氣漸涼，養生要注意下列幾項：

❶ 飲食宜清淡少吃生冷瓜果：秋分後，陽氣漸入體內，脾胃得到陽氣的激

勵，胃口漸開，此時飲食不宜太油膩、不宜多食生冷瓜果，造成腸胃負擔，容易引起腹瀉。

❷ **少食辛辣食物**：秋天肺氣旺，五行屬金，五味屬辛，金旺剋木，辛辣吃太多，容易傷肝氣。

❸ **保養皮膚**：肺經虛弱的人皮膚乾燥無光澤，例如：年長氣虛者，皮膚乾燥、易脫屑、發癢、容易過敏。如曾患感冒，症狀雖然緩解，但寒氣仍留在體內，也會造成過敏現象，可多按摩心包經幫助排除體內寒氣。

❹ **注意異位性皮膚炎**：患有異位性皮膚炎，往往脾胃經絡虛弱，好發在春秋換季的時候。除了治療皮膚，同時也要保養脾經與肺經，降低症狀發作機率。

❺ **保養脾、胃經絡**：年長者或脾胃虛弱之人，秋冬小腿脛骨容易搔癢，保養脾、胃經絡可以逐漸緩解。

❻ **開懷大笑，保持愉悅心情**：笑聲是有感染力的，悲傷憂鬱容易損傷肺。

「秋分」節氣芳療——護膚精華油、秋氛精油

　　中草藥中，大部分菊科植物皆有消炎清熱的作用。第一款護膚精華油德國洋甘菊與羅馬洋甘菊對皮膚皆有消炎、抗過敏、止癢的作用；松紅梅則可緩解過敏現象，加一點清涼薄荷，可以即時鎮定正在發癢的皮膚；金盞菊浸泡油，可滋潤肌膚，緩解皮膚發炎現象。使用此款保養皮膚精油配方，可以止癢、抗菌、幫助皮膚新生。

　　第二款秋氛精油，以秋天的金桂、秋收的橘子、秋日的杜松漿果，調和屬於秋天豐收的氣味，化解濃濃的悲秋，安靜、優雅地邁向冬日，靜待下一個循環的開始。

護膚精華油配方

‧ 羅馬洋甘菊	1滴	‧ 岩玫瑰	1滴
‧ 德國洋甘菊	1滴	‧ 高地薰衣草	3滴
‧ 松紅梅	2滴	‧ 金盞菊浸泡油	10ml
‧ 薄荷	1滴	‧ 沙棘油	1滴
‧ 永久花	1滴		

注意事項

嬰幼兒及兒童時，需降低濃度至1%。

使用方式

直接塗抹在發癢的患部，輕輕的按摩直到完全吸收，一日可用數回，直到症狀緩解後即可停止。

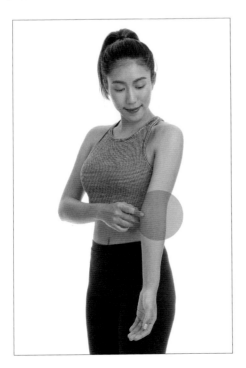

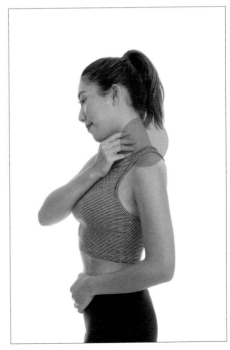

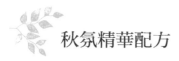

秋氛精華配方

·桂花	3滴	·橘葉	1滴
·佛手柑	10滴	·甜橙	20滴
·萊姆	10滴	·廣藿香	2滴
·紅橘	3滴	·杜松漿果	3滴

注意事項

嬰幼兒及兒童時,需降低濃度至1%。

使用方式

調和好靜置兩週,等待充分混合後再使用。滴一滴精油在乳液或是按摩油中,保養肌膚氣味宜人,也可以入精油項鍊中暗香款動,或是滴入擴香儀器,讓空間瀰漫香氣。

芳療配方的調和原理

松紅梅

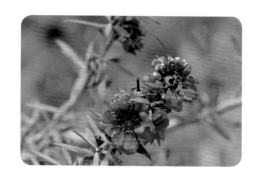

Manuka
Leptospermum scoparium
桃金孃科/葉片蒸餾

　　無論走到天涯海角,造物主總會在每處土地,安置幾株抗菌效果好,可以處理大部分疾病的植物。澳洲、紐西蘭特有的松紅梅,就是當地原住民毛利人傳統藥用植物,花朵製造的花蜜,是蜜蜂最好的食物,釀製的松紅梅蜂蜜,具有提升免疫力補身的功能。當地原住民利用煎煮葉片產生的液體,按

摩肌膚緩解肌肉痠痛，感冒頭痛等症狀。葉片蒸餾萃取的精油，除了具有強大抗菌功能，也是很好的抗過敏的精油。

　　松紅梅陽性，略溫，味微辛、略酸，對氣血具有良好疏通功能，適宜使用在肝、肺兩經絡。也有肌膚抗過敏的功效，但需要添加上永久花與真正薰衣草，才能發揮最佳效果。單獨使用松紅梅抗過敏效果並不顯著。但是對滲出液體的濕疹，乾化效果佳。

　　松紅梅精油特殊的氣味，有時不容易被人接受，這時可添加一些同屬桃金孃科屬，生長在澳洲的檸檬細籽，或是檸檬香桃木精油調和使用，抗菌效果依舊很好且氣味更宜人。

岩玫瑰

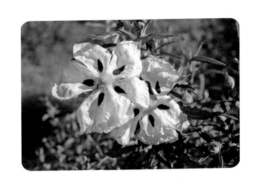

Cistus
Cistus ladaniferus
半日花科
葉片／樹脂蒸餾

　　岩玫瑰原生於西班牙中部，安達魯西亞高原，在岩石嶙峋的縫隙間努力生長，夏日忍受著毫無遮蔽的太陽曝曬，高溫炎熱，冬天飽受來自大西洋的鹽霧、強風吹拂。極具挑戰的氣候，鍛鍊了岩玫瑰植株，保護水分不易散失的特殊功能。

　　自古以來岩玫瑰分泌的深色樹脂，具有特殊香氣，幫助安頓躁動的心靈，常被用於宗教或冥想之用；香水工業利用溶劑萃取樹脂，原精氣味深沉穩定，常被用來做香水定香之用。

　　由樹葉蒸餾萃取的岩玫瑰精油，豐富的化學成分，具有很好的抗菌、抗

病毒的功效。有效乾化滲出型濕疹，癒合傷口功能也有奇效，被利刃劃開的小傷口，直接滴上一滴岩玫瑰精油，傷口很快地即可癒合並有止痛的功能。

岩玫瑰，不只對肌膚傷口癒合效果優良，在心靈上，常有令人驚艷的成效。岩玫瑰精油陽性能量，辛、溫，可幫助脾、肺、腎三個經絡。是補元氣提升免疫力的最佳選擇之一。也是暮秋安撫憂鬱、受創心靈很好的植物精油。

桂花

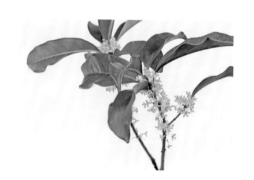

Osmanthus
Osmanthus fragrans
木犀科
花朵蒸餾

桂花樹是中國特有的香氣植物，廣泛的栽種在中國各地，分為四種主要品種：金桂、銀桂、丹桂、四季桂，桂花原精的提煉主要是來自香氣濃郁的金桂。溶劑萃取的桂花原精提煉程序複雜，經過乙醇反覆萃取，才能獲得香氣濃郁的桂花原精。桂花萃油率極低大約3000公斤的花朵才能萃出1公斤的桂花原精，所以桂花原精價格極為高昂。

桂花，味辛、溫，對肺經有極佳的助益，可幫助化痰，緩解咳嗽。

香氣濃郁的桂花原精，含有高比例的 β-紫羅蘭酮，對憂鬱症患者具有活化身心，走出情緒桎梏，有極佳幫助。秋天易產生秋鬱情緒，每天使用一滴桂花精油，濃郁的香氣可豐富秋天產生的虛空感，也可與含有讓人愉悅的檸檬醛、檸檬烯類的精油調和，稀釋桂花濃郁的香氣，讓整體香氛活潑明亮愉悅。

萊姆

Lime
Citrus limetta
芸香科
果皮蒸餾

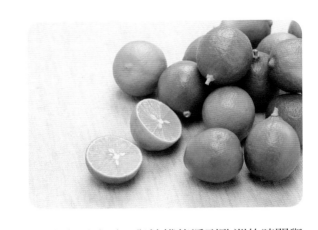

萊姆最初的原生地是在印度與東南亞地區，與檸檬傳遞到歐洲的時間與途徑差不多。萊姆因產地關係，有數種不同品種：巴西過去是葡萄牙殖民地，大量栽種萊姆，氣味略酸較接近檸檬，但是比檸檬精油分子複雜且香甜，是法國香水界愛用的氣味，與墨西哥生產的萊姆氣味不太相同；英國在其殖民地美洲，大量栽種類似檸檬的萊姆；今日美國南部與中美洲墨西哥是最大的萊姆產地，當地許多飲食也大量利用萊姆作為烹飪食物之用，如沙拉、烘焙甜點、調酒與飲品，因此萊姆果汁需求量大；墨西哥是萊姆果汁最大供應國，也供應兩種萊姆精油，一種是果皮壓榨萃取，另一種則是萊姆汁壓榨後的果皮蒸餾而得，兩種氣味略有不同，有效成分也大不相同，購買時要多注意。

果皮冷壓的萊姆精油，含有少量香豆素（萊姆素）可抗過敏與降血壓，從化學成分看到，萊姆精油確實具有抗氧化成分，抗氧化可延緩細胞老化，萊姆比檸檬精油協同性佳，可廣泛與其他精油調和，處理各種生理系統問題，是歐陸芳療師較愛選用的。

在阿育吠陀中，萊姆是一種萬能的藥材適用於各種Dosha（身體能量），也是每個脈輪最佳的調和者，幫助走出負面情緒，是秋天最佳情緒用油選擇之一。

個案 ❶

減輕皮膚過敏癢，脫離藥膏伴隨的副作用

　　通常皮膚過敏者常伴隨著脾胃經虛弱呼吸道過敏等現象，這位30歲的陳先生從小是過敏體質，撇除鼻子過敏，皮膚過敏更是嚴重，尤其生在空氣品質差的高雄，關節處的異位性皮膚炎更是沒有停止過。他的過敏只有分「輕微」跟「嚴重」，從來沒有「停止」這個選項，一直都隨身攜帶皮膚科醫生開立的類固醇藥膏，藥膏雖有效，但是一直用類固醇會讓皮膚變得比較薄，皮下血管很明顯，更容易過敏，所以他常常忍到受不了才擦藥膏，皮膚也因此一年四季都有抓傷。

　　一直到有天，在機緣巧合下用到了護膚精華油配方，才發現終於可以脫離藥膏了，雖不像藥一樣可以立即止癢，但大約20分鐘左右可止癢，效果好，而且沒有副作用。所以只要一過敏，就馬上使用，現在他的關節過敏處，已經不像像之前永遠布滿新抓痕，只剩下經年累月傷口留下的黑色素沈澱。

個案 ❷

處理濕疹，精油藥膏比西藥更快好

　　35歲的一位女性護理人員在2017年8月8日發生滲出型濕疹，左手使用肌膚急救配方製成的藥膏一天後，已經濕疹已乾，已擦藥膏兩隻手在二天後幾乎已全好。

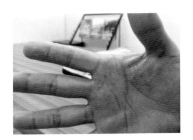

▲ 右手濕疹狀況

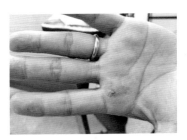

▲ 左手濕疹狀況

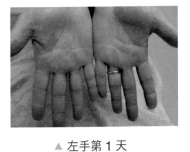

▲ 左手第 1 天

左手擦精油藥膏，右手擦西藥藥膏
一天即明顯不同（左手已乾）

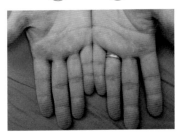

▲ 左手第 2 天

第二天兩手都擦精油藥膏，
已完全乾躁，左手已明顯變好

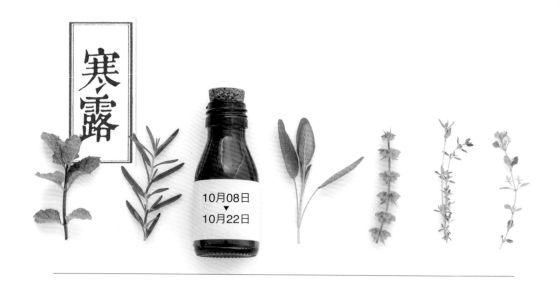

寒露

10月08日
▼
10月22日

節氣變化

《月令七十二候集解》：「寒露，九月節，露氣寒冷，將凝結也。」代表寒露的氣溫比上兩個節氣「白露」更低，露水更多，原先在地面潔白晶瑩的露水快要凝結成霜，而且帶有寒意。寒露時節，氣候由熱轉寒，萬物隨寒氣增長，逐漸蕭索。自然界中陰陽之氣開始轉變，陽氣退，陰氣生，人體的生理活動也需適應自然界的變化，以確保體內的生理（陰陽）平衡。寒露到霜降是氣候變冷的一個轉折點，夜晚開始轉寒，但早晚溫差甚大，也是很容易不小心生病的季節。

「寒露」節氣保養法──溫暖腸道

預防暈眩、心血管疾病

寒露後，天氣陰陽、氣溫變化加大，注意家中老人身體虛弱者，趕不上節氣變化，容易有暈眩、心血管疾病，發生摔跤的意外。早晨醒來不要急著下床，敲敲左右兩肩中腑、雲門穴位與膻中穴，增加呼吸深度後再起身。

預防便祕

秋分後，陽氣收，空氣乾燥，體內的水分，隨著呼吸與乾溼變化而逸散，容易造成體內因缺水而發生便秘現象。多補充水分與潤腸食物，早上空腹口服植物油，並常按摩腹部穴位，天樞穴、中脘穴、關元穴，幫助大腸蠕動。

腹部保暖

肚臍部位的皮膚最薄，容易受寒，皮下沒有脂肪組織，卻有豐富的神經末梢和神經叢，對外部刺激特別敏感，若防護不當，寒氣容易通過肚臍侵入人體。如果寒氣直中腸胃，就會發生急性腹痛、腹瀉、嘔吐。如果時日長久，寒氣逐漸積聚在小腹部位，小腹易肥胖，並導致生殖泌尿系統的疾病。可利用溫暖的脾經精華油常按摩腹部。

「寒露」節氣芳療——手陽明大腸經精華油

大腸經從第二指結末端起，歷經手肘、手臂外側，至頸部、鎖骨、肺、橫膈膜、大腸。大腸經的失調可能會引起以下病症，如：腹痛、腹脹、腹瀉、便秘、痔瘡等。另外，大腸經出現問題時，也會顯示在循經的路線上，因此牙痛、流清涕、流鼻血、口乾、喉嚨痛、眼球昏黃、脖肩痠痛等都是徵兆。

便祕除了腸道水分缺乏，同時也有腸熱現象。羅馬洋甘菊與紅橘，具有清腸熱的功效；迷迭香則是幫助大腸經絡補氣打氣，強化腸道蠕動；甜羅勒、丁香羅勒除了幫助腸道蠕動，同時緩解肩頸、肌肉僵硬，大腸經絡位於手臂與肩頸處，肩頸肌肉僵硬，氣血循行則不順暢，間接阻礙大腸經絡運行。

運用手陽明大腸經精華油，可幫助腸道蠕動、除脹氣、預防腸痙攣、便祕、助消化、緩解肩頸肌肉痠痛僵硬。

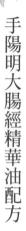

手陽明大腸經精華油配方

· 羅馬洋甘菊	2滴
· 桉油醇迷迭香	3滴
· 熏陸香	5滴
· 紅橘	8滴
· 丁香羅勒	3滴
· 甜羅勒	10滴
· 冷壓芝麻油	30ml
· 沙棘油	1滴

注意事項

6歲以下、孕婦不適用，未成年降低濃度至3%。
早上起床後任何時間，循大腸經按摩108下，一天
可數次，每天使用。

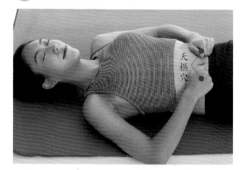

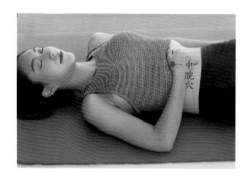

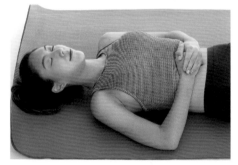

使用方式

1 將精華油塗抹肚臍四周，敲左右天樞穴3分鐘、再按摩中脘與關元穴，方
式為將一手握拳置於穴位上，另一手掌輕輕包住拳頭並定點畫圈按摩數圈
後，再換下一穴位。

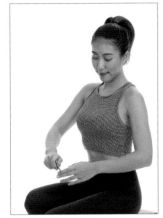

2 大腸經絡循行處，塗上大腸經精華油，利用撥
　筋板，從商陽穴開始按摩上行至脖子扶突穴。

3 可加強按摩以下穴位：合谷穴、溫留穴、手三
　里穴、肩髃穴。

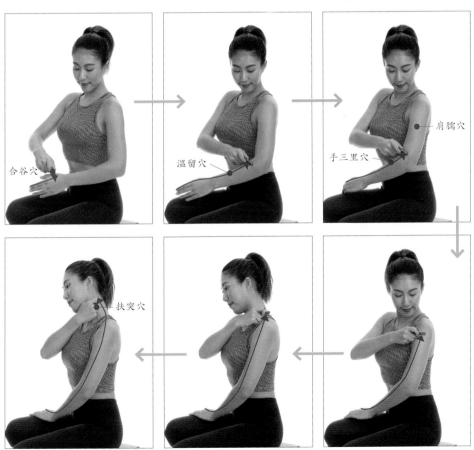

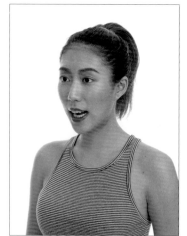 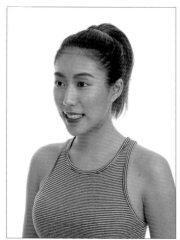

叩齒運動

早晨起床，上下牙床叩齒36下，可強化牙齒，間接按摩大腸經，大腸經絡位於臉頰下頜處。春、秋兩季節氣轉換，易發生便秘現象，下巴牙齦常有浮腫疼痛現象，除了看牙醫檢查牙齒，也可按摩大腸經，幫助排便，補充維他命B群，幫助牙齦消腫。

芳療配方的調和原理

羅馬
洋甘菊

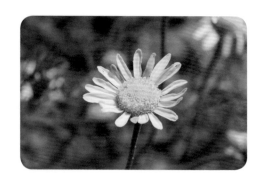

Roman Chamomile／*Anthemis nobilis*／菊科／花朵蒸餾

洋甘菊來自希臘語，意思是「鋪在地上的蘋果」，正可描述洋甘菊具有蘋果般甜美的香氣，不過羅馬洋甘菊純精油氣味濃郁與植物油稀釋後才能達到如蘋果般甜美的香氣。

羅馬洋甘菊相較於德國洋甘菊，長得較低矮，是多年生常綠的植物，雛菊般的花朵在夏，秋兩季綻放。羅馬洋甘菊陰性能量，甘、涼，有效幫助腸道解熱，緩解呼吸道不適。盛開的花朵乾燥後製成洋甘菊茶，可緩解感冒、頭痛、胃腸疾病，是西方傳統藥草。洋甘菊精油萃取也來自乾燥花朵，但是乾燥花朵要特別注意，最好放在陰涼通風處自然風乾，不可置放在太陽下直接曝曬，直接曝曬所萃取的精油氣味略遜一籌。

羅馬洋甘菊與德國洋甘菊氣味與有效成分大不相同，羅馬洋甘菊有較高比例的酯類成分。其中珍貴的歐白芷異酸丁酯，具有極佳的放鬆效果，可幫助處在緊張焦慮，備戰狀態的情緒達到放鬆，情緒放鬆了，身體肌肉自然放鬆，間接協助痙攣的腸道放鬆。不同的放鬆效果，透過身心不同的機轉可達到同樣的功效。

熏陸香

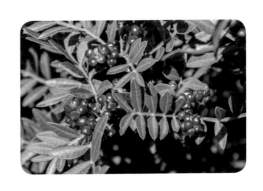

Mastic
pistacia lentiscus
漆樹科／枝葉蒸餾

熏陸香，俗稱乳香黃連木。產地主要在地中海的義大利撒丁島和法國科西嘉島。地中海沿岸，夏季乾燥炎熱冬季寒冷多雨，對大多數植物生長期需要大量雨水的植物來說是一大考驗，能夠在此駐足繁衍的植物，大多為多年生長，耐乾旱，生命力旺盛具有香氣的物種。茂密的綠葉叢中點綴著鮮紅的果實。為了防止水分的蒸發，葉片厚實光滑，呈橢圓針葉狀。夏日採收長著滿滿葉片的小細枝，利用水蒸餾萃取所得的精油，氣味像溫暖的樹脂香，略辛辣。

熏陸香脂精油在經絡上，主要作用在腎經絡，若搭配按摩膻中穴，則可照護心經、心包經，尤其任脈在鳩尾至膻中鬱結，會產生胃食道逆流症的症狀，透過熏陸香能夠排除鬱結和濁氣，引到膀胱經然後排出身體。但對口腔、腸道黏膜都有保養修護的作用。

熏陸香豐沛的陽氣，搭配羅馬洋甘菊驅腸熱的特性。按摩腹部可以有效地提升下焦陽性能量，活絡大腸經，幫助緩解腸道腹瀉、便秘、脹氣的問題，也可緩解大腸經循經部位的紅腫熱痛現象。熏陸香是一種非常安全的精油，它的毒性極低，因此喜歡它的人可以無所顧忌地放心使用。

甜羅勒

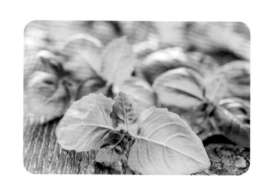

Basil Sweet
Ocimum basilicum
唇形科／葉片蒸餾

羅勒原生於亞洲熱帶地區，在印度栽種已有五千年以上的歷史，希臘時期已有使用羅勒入藥的紀錄，稱作藥草王。其適應環境能力強大，依據生長地相異，有數十種不同品種與雜交品種，葉片散發強烈氣味，在印度與東南亞地區，廣泛被烹飪美食使用，無論東西方皆會拿羅勒葉做為助消化的藥用植物。羅勒溫辛，對肺、大腸、脾、胃經絡皆有功效，除了對腸道運作有效，也可緩解肌肉關節痠痛，促進循環。

甜羅勒是生長在南歐葉片較大的一種羅勒，氣味較其他羅勒甜美含有較高比例的沉香醇，除了溫和抗菌作用對腸道蠕動也提供很好的助益；丁香羅勒，氣味比甜羅勒強烈，含有抗菌成份的丁香酚。

　　甜羅勒加上少量的丁香羅勒，豐富而完整的羅勒精油，運用在消化道上，可刺激秋日因節氣變化而固結的大腸加速蠕動，幫助腸胃運作順暢。

個案分享

個案 ❶

溫暖腸道可有效改善過敏現象，並增強學習力

　　小女孩在嬰兒時期就常常有過敏現象，隨著年齡成長狀況並沒有顯著改善，是耳鼻喉科的長期患者。每次過敏現象發生，除了鼻塞，呼吸不順暢，還伴隨著眼睛過敏，頭暈現象。

　　2016年，秋天過敏又再犯，我建議她每天使用肺、大腸經精華油按摩大腸經，再加強利用脾、胃經精華油按摩肺腸胃經，每日早晨口服沙棘油2ml。大約兩個月後，她的過敏症發生次數大幅減少，胃口也變得較好，學習與情緒也有很大的改善。

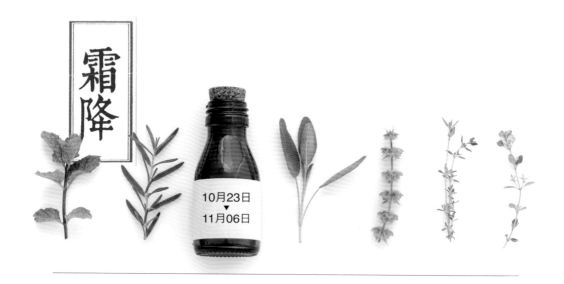

霜降

10月23日
▼
11月06日

節氣
變化
霜降是晚秋，也是秋季最後一個節氣。《二十四節氣解》道：「氣肅而霜降，陰始凝也。」從露水變霜，形成大地生機與氣場的變化，陽氣不再生發，植物枯萎，成為主要的型態，儘管台灣氣候少見凝霜之景，還是逐漸感受到夜晚寒意加重。秋高氣爽最適宜散步，給自己一點放空的時間，藉由散步來安養心神、舒緩深秋所帶來的肅斂之氣。好好休息，避免體內津液乾涸。

「霜降」節氣保養法——呼吸道

　　所謂的霜，代表天地間陰寒的能量開始凝聚，人體的陽氣、能量都開始內收，特別容易口乾舌燥，便乾閉結，容易胸悶、嘆氣。

　　現代人鼻子多半都屬於慢性發炎。慢性發炎有兩個現象：第一是常常鼻塞，吸進體內的氧氣不夠，但是身體運行需要充足的氧氣幫助；第二則是呼吸道因慢性發炎，造成呼吸淺，體內氧氣也不足，所以保持呼吸道暢通，對身體健康極為重要。

「霜降」節氣芳療──

鼻腔保養精華油、流感剋星精油

鼻腔保養精華油

鼻腔保養精華油可以抗菌、抗病毒、化解黏液、幫助呼吸順暢、有效緩解慢性鼻腔發炎，預防流鼻血和感冒。

精油複方中的冷壓芝麻油可以淨化鼻腔內空細微塵；沙棘油幫助鼻腔內黏膜傷口修復；綠花白千層、沉香醇百里香、肉桂葉，具有溫和抗菌、提升免疫力的效果；摩洛哥藍艾菊豐富的天藍烴與沒藥氧化物，可幫助緩解身體組織胺分泌，進而達到緩解鼻塞現象。

流感剋星精油

感冒是身體免疫力降低，病毒引起的身體不適症狀，沒有特效藥品，只能緩解症狀。等待身體提升免疫力。

流感剋星精油提供一個優雅有趣的方法緩解感冒，利用精油芳香抗感染的分子，香氣可緩解感冒時低落的心情，並發揮症狀處理功能，同時提升免疫力，有效縮短感冒病程，短時間內也不易再復發。

流感剋星精油中的蜂香薄

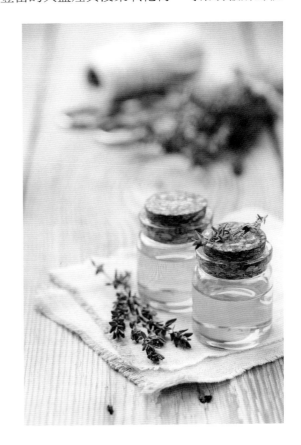

荷、穗花薰衣草、桉油樟（羅文沙葉）皆具有不同的抗菌、抗病毒的成分。有效提升免疫力對抗感冒病毒、提升免疫力、化解黏液、喉嚨痛、口腔潰爛。流感剋星精油對確實可以緩解冬天與春天，大部分的感冒症狀，長年來也是家中必備的複方精油之一。但是對於夏天的熱感冒效果較不彰顯，因為夏天的熱感冒，大多是因為體內脾胃經濕寒，肝膽經絡疏通不順暢所致，所以夏天熱感冒，除了症狀處理，同時需要處理脾胃經絡。

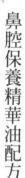

鼻腔保養精華油配方

〔成人使用濃度4%〕

· 綠花白千層（橙花叔醇）	10滴
· 摩洛哥藍艾菊	1滴
· 肉桂葉	1滴
· 沉香醇百里香	10滴
· 冷壓萊姆	3滴
· 聖約翰草油	10ml
· 冷壓芝麻油	20ml
· 沙棘油	1滴

使用方式

1　塗抹鼻腔：

用棉花棒沾油塗抹鼻腔，或是直接將精華油滴入鼻腔中。若將精華油滴入鼻腔後，會感到刺痛，表示鼻腔黏膜有傷口與發炎現象，可用冷壓植物油加以稀釋，一到兩次後鼻腔內黏膜修護好就不會有刺痛現象。對長年受鼻塞困擾，需要使用嘴巴呼吸者、長期呼吸道過敏的人有極大幫助。

2　按摩喉頭：

取幾滴油在手掌按摩喉嚨胸口，幫助緩解呼吸道不順暢。

3　處理中耳炎：

2滴鼻腔精華油加1滴流感剋星精華油用棉花棒沾取，塗抹耳道內可緩解中耳炎。

〔0~6歲小孩使用濃度1%〕

· 綠花白千層（橙花叔醇）	5滴
· 摩洛哥藍艾菊	0.5滴
· 肉桂葉	0.2滴
· 沉香醇百里香	5滴
· 冷壓萊姆	1滴
· 聖約翰草油	10ml
· 冷壓芝麻油	20ml
· 沙棘油	1滴

注意事項

嬰幼兒及兒童時，需降低濃度至1%

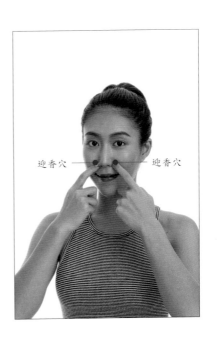

使用方式

1　塗抹鼻腔：

用棉花棒沾油塗抹鼻腔。

2　按摩：

取幾滴油塗抹在孩子胸腔背部及腳心輕柔按摩。

按摩方式

按壓迎香穴：

將精華油塗抹於鼻腔後，可加強按壓鼻翼兩側的迎香穴。

迎香穴　　迎香穴

流感剋星精華配方

· 穗花薰衣草	15滴
· 桉油樟（羅文沙葉）	5滴
· 蜂香薄荷	8滴
· 沉香醇百里香	5滴
· 百里酚百里香	2滴
· 冷壓萊姆	3滴
· 檸檬	3滴

注意事項

為嬰幼兒及兒童按摩時，宜降低濃度至1%

使用方式

1　嗅吸：

感冒鼻塞時，滴精油數滴在熱水（約攝氏90度）中嗅吸，有效緩解鼻塞。

2　擴香：

感冒流行時，加入擴香儀器擴香淨化空氣。

3　按摩風池穴：

醫生認為90％的哮喘是因為感冒引起的。按摩風池穴可預防感冒。風池穴是風邪入腦的一個屏障，按摩風池穴位，可強化身體防禦機制，預防感冒。有敏感肌膚者，使用1滴流感剋星精油，加1～2ml植物油混合按摩風池穴。

按摩方式

❶ 鼻腔保養精華油兩滴，加上一滴流感剋星精油混合後，塗在左右風池穴。

❷ 雙手十指自然張開，緊貼枕後部，以兩手的大拇指按壓雙側風池穴，用力上下推壓，稍感痠脹。

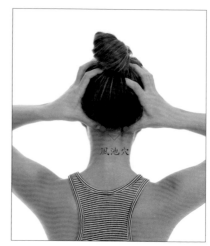

風池穴

❸ 每次按壓不少於32下，多多益善，以自感穴位處發熱為度。

4 　口服：

病毒感染造成的口腔潰爛，喝水、吞嚥食物都會感到痛苦，可用精油緩

解修復。

口服方式

❶ 2ml沙棘油加1滴流感剋星精油。

❷ 口含1分鐘後吐出，對修復潰爛傷口效果好。

芳療配方的調和原理

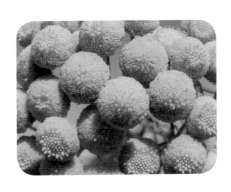

摩洛哥
藍艾菊

Blue Tansy／*Tanacetum annuum*／菊科／全株蒸餾

生長在摩洛哥湛藍的天空下，藍艾菊粗曠的植株可高達3英尺，深綠色的羽葉狀葉子，綻放著小而圓鮮豔黃色的花朵。經過蒸餾可獲得香氣甜美，顏色極為靛藍的精油。藍艾菊性涼、略苦，入肝肺經絡具有強大消炎、抗組織胺的能力，不僅幫助鼻腔黏膜化瘀，亦可幫助春天舒緩頭痛、舒緩肌肉僵硬。

鼻腔保養精華油中，只需滴上一滴藍艾菊，即有強大化解黏液的功能。鼻塞時塗上一點鼻腔油，不消一會鼻腔內即會流出黏液，鼻子淤塞狀態也慢慢融解，是鼻腔油中處理鼻塞的關鍵精油。

冬天因為氣溫寒冷，身體蜷縮造成肌肉僵硬，氣血容易淤塞在一處。到

了春天因為陽氣生發，肌肉、組織淤塞處特別疼痛，藍艾菊不僅化解鼻塞，同時也可以幫助肝膽經絡疏通。

沉香醇
百里香

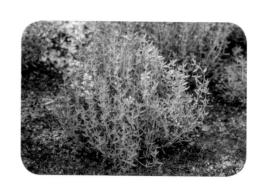

Thyme Linalool
Thymus vulgaris
唇形科／全株蒸餾

法國南部，廣大的普羅旺斯地區，生長著家族成員豐富的百里香，精油能量富有地中海陽光的炙熱，與法國特有的香氣蘊底。家族成員豐富的百里香共同的特色，即是抗菌、抗發炎、提升免疫力。其中滅菌功能以百里酚百里香最為強大，但對皮膚、黏膜刺激也最強烈，使用時一定要低劑量使用，不適用於懷孕前三個月的孕婦與嬰幼兒。百里酚百里香氣味強大，稀釋後具有溫暖的乾草香氣，非常好聞；牻牛兒醇對皮膚會誘發過敏與刺激，因此調配劑量拿捏要特別謹慎。

生長在高原地形的沉香醇百里香，是百里香家族中，最溫柔的成員，具備的陽性能量可入脾、胃、肺、大腸經絡，稀釋後運用在黏膜系統上，不具刺激性，可溫和抗菌、提升免疫力；在情緒使用上，可提供面對挫折的勇氣高比例的沉香醇分子，對身心皆具有放鬆的效果。在生理或心理療效上，皆可提供很好的幫助。

大部分的百里香精油，不適用於嬰幼兒，沉香醇百里香，是唯一適用於嬰幼兒的百里香，替孩子包裹上一層柔軟盔甲，讓孩子無懼的在陌生的世界探索與學習。

穗花薰衣草

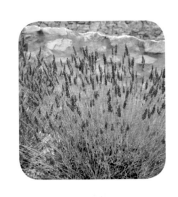

Spike Lavender
Lavandula latifolia
唇形科／花朵蒸餾

　　龐大的薰衣草家族，紫色的奇蹟，是天地送給人們最好的禮物，守護著我們身心健康平衡。不同的薰衣草成員，因為成長的土地、氣候不同，所產生的化學分子也大不相同。在西班牙生長茁壯的穗花薰衣草，含有高比例的氧化物與左旋沉香醇，氣味清新強勁，與普遍熟知的真正薰衣草，具有放鬆神經、舒緩憂鬱的作用大不相同。

　　臨床紀錄發現，單獨使用穗花薰衣草，在感冒鼻塞期間，利用熱水嗅吸法，對緩解呼吸道發炎和化解黏液的作用，比尤加利精油效果顯著。

　　不過穗花薰衣草精油分子較容易揮發，在處理感冒上，與分子較大的蜂香薄荷精油調和在一起，可發揮很好的協同作用。

蜂香薄荷

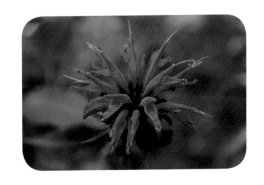

Monarde
Monarda fistulosa
唇形科／全株蒸餾

　　據文獻紀載蜂香薄荷原生地應該在北美洲，十五世紀左右輾轉被帶到西班牙，目前在歐洲多有栽種。唇形科的蜂香薄荷，在廣大的北美平原上恣意

生長，喜歡陽光明媚的地區，七月開花，艷麗的紅花吸引著蜂鳥與蜜蜂。當地原住民會利用乾燥的葉片泡茶，飲用時含有芳香的氣味。

整株藥草蒸餾萃取的精油，氣味芳香具有蜂蜜香氣，含有高比例的牻牛兒醇，與少量的沉香醇，按摩使用，可有效促進循環。研究文獻指出蜂香薄荷與真正薰衣草調和嗅吸後，可降低粥狀硬化患者血管斑塊中的膽固醇含量。

臨床經驗，在冬季感冒肆虐時，一滴蜂香薄荷精油與植物油調和口服，可達到促進循環，緩解並縮短感冒病程。與其他精油調和在一起，可緩解感冒造成的發燒、頭痛、鼻塞等現象，是一支氣味芳香，對補身、提升免疫力，效果極佳的精油。

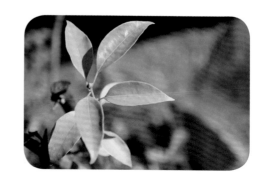

桉油樟
（羅文莎葉）

Ravensara
Cinnamomum camphora
樟科／葉片蒸餾

樟科植物常生長在溫暖潮濕的地方，因此植株皆具有抗菌的功能，產於馬達加斯加的桉油樟是典型樟科，具有強壯高大的樹形。

來自葉片蒸餾萃取的精油，有高比例的氧化物和單萜烯，具有抗菌抗微生物的功能，在歐洲常被利用治療流行性感冒和氣喘，也具有緩解呼吸道發炎現象可以有效去除痰液。

但是臨床上發現，單純使用高比例的氧化物，例如尤加利葉片萃取的精油，對於處理感冒、咳嗽現象效果並不顯著。建議使用多分子氧化物精油，例如：桉油樟、穗花薰衣草或是莎羅葉（Saro）。

古人說：「脾為生痰之源，肺為貯痰之器」，痰液又分為黏稠的黃痰與清稀的白痰，幫助排痰、化痰有下列情況：

	黏稠的黃痰	清稀的白痰
形成原因	• 屬熱痰。因體內熱消耗津液所致 • 西醫認為呼吸道，細菌感染	❶ 寒痰，因寒傷陽氣，陽氣不足，體內濕氣凝聚成為痰 ❷ 濕痰，痰液白、滑量多，容易咳出者，因脾氣虛無法運化濕氣，聚集成痰 ❸ 燥痰，滑利易出，痰量少而粘，難咳出者 ❹ 因燥傷肺，痰中帶血，或咳吐鮮血者，是熱傷肺絡
建議使用精油	• 2滴流感剋星精油加1滴德國洋甘菊 • 2滴流感剋星精油加1滴土木香 • 2滴流感剋星精油加1滴龍腦百里香	❶❷ 寒痰、濕痰：上呼吸道使用流感剋星精油，用脾經精華油刮脾經，溫暖脾經，有效化黏液 ❸❹ 燥痰、熱傷肺絡：2滴流感剋星精油加1滴德國洋甘菊、或土木香，利用熱水蒸氣嗅吸，按摩湧泉穴

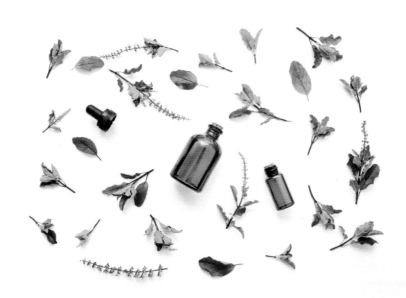

個案分享

個案 ❶

中藥與西藥都沒效，鼻腔保養精華油效果好

　　個案是一個鼻子容易過敏28歲的男性，只要空氣溫度改變，或是打掃所引起的灰塵，都會讓他連續打噴嚏好久，所以以前每天都會用掉好多衛生紙來擤鼻涕，十分痛苦。當時看過西醫、中醫，都沒有特別效果，後來得知芳香療法可以改善過敏問題，就開始尋求好的精油、好的配方，可是都沒有好轉。

　　我針對他的問題，讓他使用鼻腔保養精華油，他慢慢改善了鼻過敏的問題，其中很特別的是用黏膜吸收的方式，使用有機植物油，加上摩洛哥藍艾菊、羅文莎葉精油。剛塗抹的時候，鼻腔會有點刺刺的，這其實是鼻腔黏膜已經受損才會如此。原先每天早晚塗鼻腔內側，到現在一週塗抹1-2次，過敏問題也慢慢地改善，現在一個月幾乎過敏問題不太會發生。

個案 ❷

改善惱人鼻塞，衝刺課業有精神

　　個案是一個準備考大學的高中生，因長期受鼻子過敏困擾，只能靠嘴巴呼吸，躺平睡會呼吸困難，只能斜臥側睡，常常看病吃藥，但是狀況時好時壞。也因為呼吸不順暢，導致念書不易集中，精神情緒不佳，身體與課業雙重壓力，與家人關係也緊張，母子關係不好幾乎不交談。

母親學習了芳療後，開始使用鼻腔保養精華油的成人配方，每天早晚幫助孩子滴入鼻腔，希望能夠緩解鼻塞現象，剛開始孩子拒絕使用，但自從孩子開始使用鼻腔保養精華油之後一週，孩子過敏狀況開始緩解，後來還考上理想的學校後離家讀書。多年後，孩子母親告訴我，孩子已經研究所畢業，目前有了很好的工作，原本緊張的母子關係也逐漸修復，鼻子也不再有過去的過敏問題，已五年不需使用鼻腔保養精華油。

個案 ❸

改善口腔潰爛，順勢緩解心理緊繃與不安

個案是一名14歲的男孩，正值青春期，容易受周圍朋友影響，導致行為偏差，與父母的關係緊張，即使生病也不願告訴父母。當某日發現他不吃晚餐後，才發現他因腸病毒口腔潰爛。他的父母請我調配了沙棘油與流感剋星精華油，讓他含在口裡3分鐘後吐掉，每天進行四次。

第二天，他已可進食，也因為這次事件，他與父母關係也改善了，開始願意與父母交談。高中時，他選擇半工半讀，每次感冒一定會來請父母來找我拿精油處理症狀。他目前繼續在大學夜間部讀書，工作與學業穩定順利。

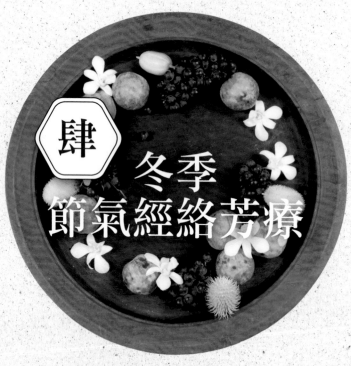

肆

冬季
節氣經絡芳療

Winter

凍筆新詩懶寫，寒爐美酒時溫。
醉看墨花月白，恍疑雪滿前村。

——唐‧李白〈立冬〉——

冬季，是寒冷、安靜、平和、休息、豐收、團圓的，在生存上具有多重的意義。寒冷的冬天，詩人寫作的筆被凍結了，連創作的心思都受到冰凍。緩緩地溫一壺美酒，輕酌少飲，瞇著醉眼望著窗外冷冽、寂靜的冬景，享受慵懶的冬季。

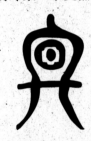

古人對季節變化的紀錄是簡單又明白，從篆文看冬字，像左圖這麼寫的。圓滾飽滿的太陽被緊緊的包藏起來。這個質樸的圖像嶄露了順應天地、春夏養陽、秋冬養陰的養生智慧。

冬季六個節氣，包含了蘊藏與生發的雙重工作。臟腑含藏了陽的能量，但是被含攝的能量也溫煦了臟腑，因此冬季的臟腑是溫暖又忙碌，陽氣激發了食慾與消化功能，臟腑又將這份營養，轉化為滋養陽的能量。陰、陽二者在臟腑中團圓、交流、相互合作，滋養彼此。此時，外在的身體與四肢，應盡量休息，不擾動被含藏的陽氣。一旦耗損過多陽能量，會間接弱化臟腑。

冬季，身心都應多休息，多與家人團聚、情感交流、分享食物、彼此安慰與砥礪。天地陰、陽消長的變化是流暢與緩慢，但又確實與準確。冬至後白日開始逐漸拉長，夜晚漸短。到了冬季最後一個節氣「大寒」，儘管仍是天寒地凍，氣溫低，但是天地間，陽的能量已逐漸飽滿，等待下一季春的萌動。

《黃帝內經》說：「腎藏志」，「志」是內心最渴望達成的願望。冬末，開始收拾放逸的四肢與情緒，替未來生命方向，做好規劃與準備，好整以暇迎接春季的到來。

立冬→小雪→大雪→冬至→小寒→大寒

冬季節氣養生法

冬三月，此謂閉藏，水冰地坼，無擾乎陽，早臥晚起，必待日光，使志若伏
匿，若有私意，若已有得，去寒就溫，無泄皮膚，使氣亟奪，此冬季之應養
藏之道也。逆之則傷腎，春為痿厥，奉生者少。

—— 《黃帝內經》

「冬三月，此謂閉藏」，這個「閉」字用的真生動。兩片門關好，左右
加上木栓鎖上。木栓下面再加上一支斜木棍，牢牢地將門關妥當，將寒冷的
冬氣徹底阻絕在外。天地逐漸安靜，連汩汩流動的水，也慢慢安靜下來，固
結成冰。柔軟的土地，內縮成一塊塊堅實的泥塊，每一塊涵藏了無數正在冬
眠的生機，萬物順應天地，做好閉藏保養生機。早睡晚起，不熬夜，保持身
體的適度溫暖，避免大量流汗，耗損體內的陽氣。冬天若不做好含藏生機，
則傷害了腎氣，春暖花開時，四肢委頓，精神不佳，免疫力低落，對身體健
康造成極大損害。

冬季氣溫寒冷，氣血循環緩慢，往往會誘發體內的宿疾發生，或是疾病
加重，尤其是家中的老人家，與身體虛弱者需要格外注意。冬季最容易發生
的疾病，如中風、腦出血、心肌梗塞、氣喘等，不僅發病率明顯增高，也易
導致死亡，所以冬季養生切要注意防寒。

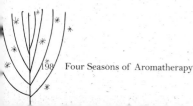

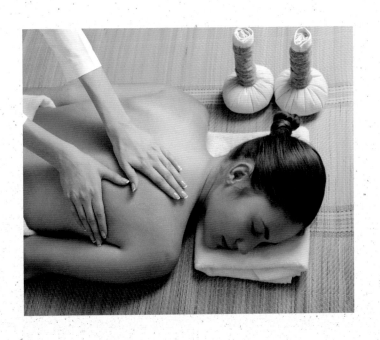

冬季的保養良方

（一）避免熬夜過勞，要早睡晚起，避免傷害腎氣

冬季萬物進入冬眠狀態，人類雖不須冬眠但仍需要充分的休息。冬日最忌熬夜工作、讀書，不僅傷肝，更傷腎氣，尤其是成長中的青少年，充足的睡眠可提升腎氣，幫助強化記憶力與學習能力。老人腎氣衰弱，所以記憶力與專注能力也下降。

（二）以芳香按摩代替冬令進補

冬季進補，依據不同體質進行食補，滿足食慾也可滋養身體。切記少食煎、炸、燒烤等食物，這些過燥的食物，易引發潰瘍、胃腸炎、消化不良、便祕、腹瀉等疾病，反而耗損的腎經能量。

身體虛弱之人消化能力也相對虛弱，過多滋補反而造成臟腑的傷害，可多利用溫和的精油按摩，代替食物進補，對身體幫助更大，加強腎、膀胱經按摩。

（三）足浴替代泡澡

冬日泡腳可以補氣血，改善末梢循環、加強臟腑功能、幫助睡眠、降血壓、消除體內的濕寒，搭配食補並改善作息，可補充氣血不足，也可降低冬季因高血壓造成的中風。

（四）繼續保養肺經，強化呼吸道

冬日冷冽的空氣常會誘發感冒、氣喘、咳嗽、呼吸道疾病發生。多利用植物精油按摩肺經，強化呼吸道，預防產生疾病。

（五）溫和拉筋、瑜伽，幫助柔軟筋骨，保護關節

腎經與筋骨有密切的關係，冬天多做溫和的運動，幫助筋骨柔軟，強化關節可間接滋補腎經。運動前，運用芳香按摩溫和幫助氣血循環，柔軟筋骨，保護關節。（可參考「小雪篇」的節氣保養法）

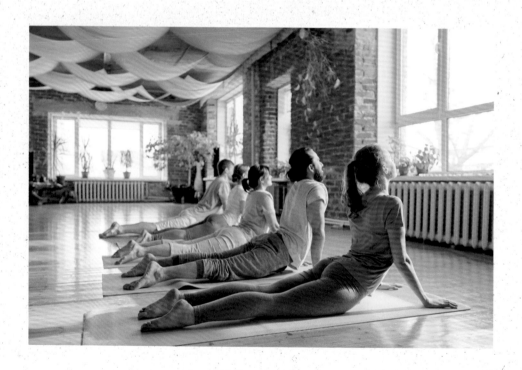

（六）按摩湧泉穴預防心血管疾病

冬季寒涼氣溫，容易造成血壓升高，進而導致心悸、中風、心肌梗塞風險增加，每日早、晚，對腎經進行芳香按摩，並加強湧泉穴位按摩，利用腎水，緩和心經的虛火，降低心血管疾病發生機率。

（七）冷壓植物油可滋養肌膚、頭髮

冬季大量氣血進入體內，肌膚少了氣血滋養容易產生皮膚乾燥、冬季癢、易生凍瘡、頭髮乾燥、容易出油或易落髮等情況。可使用冷壓植物油，例如：摩洛哥堅果油、山茶花油、玫瑰果油、荷荷芭油等，加入適當的精油保養肌膚與頭髮。

（八）靜坐蓄養精神，保持良好情緒養腎陽

情緒的變動對臟腑健康有絕大關係。情緒難以控制，經常感到煩躁、鬱悶、焦慮等，也是腎虛的表現。腎陽虛會有四肢冰冷、畏寒、腰痠等寒性症狀。腎陰虛會有燥熱、頭暈、耳鳴等熱性症狀。情緒為導致腎氣不足的主因之一，因此抱持心靈上的平靜、消解壓力、抒發情緒都是養腎陽的重要關鍵。

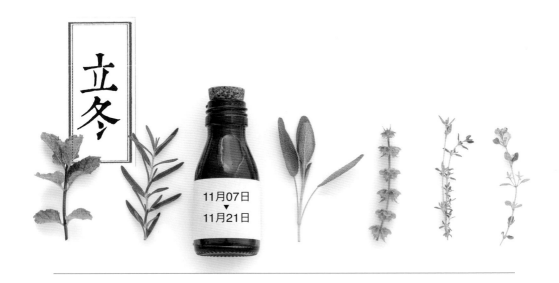

11月07日
▼
11月21日

節氣變化

「立冬」是冬季的開始，氣溫開始逐漸下降，「水始冰、地始凍」，但尚未達到寒冷階段，遇上暖暖的冬陽。稱作「十月小陽春」。初冬的朝陽是溫暖又珍貴的，閉上眼背對著冬陽，端坐在屋子的一角，靜靜享受暖暖的日光照徹背脊，讓明亮的光照逐漸通透全身。冬日柔軟的身軀向日光敞開，迎接能量進入形骸中，陰陽逐漸融為一體。冬日的蘊藏，不是冷漠，不是因恐懼而緊握著秋收，僵固蟄伏不動，而是將有形的擁有，轉化為無形的能量。窮盡一生歲月方能理解冬藏的智慧。

「立冬」節氣保養法——溫補腎經

腎經在五臟中扮演極重要的角色，「腎藏精」，蘊含了我們生命的活力與壽命的長短。腎經所藏著精氣源自兩處：

① 與生俱來：

來自父母給予我們的生命之火，稱作「元陽」或「命火」，像是父母送給我們的定存，啟動我們臟腑工作的第一團能量。

② 每日活動的能量：

為了維持生存活動，五臟運作產生的能量，除了供給每日活動所需的耗損，多餘的部分就可儲存在腎經中以備不時之需。

學生時期遇到考試，總有熬夜讀書的經驗，年輕時熬夜，睡一覺隔天精神就立即恢復，這是因為體內腎陽元氣飽滿，精力恢復快速；但隨著年歲漸長，熬夜後需要兩三天的休息精力才能補回來，這是腎陽逐漸衰弱的現象。腎精的耗損是緩慢進行的，年輕氣盛時不易發現，直到感到體力大不如前時，才會猛然驚覺。保養腎經應從年輕開始，如果無法天天保養「腎精」，至少把握冬季三個月的時間，對好好補充身體的能量。

現在營養充足，冬季不再需要過多的飲食進補，大量食物攝取不但造成脾胃負擔，同時容易造成慢性疾病。

檢視腎經健康狀態

	是	否
無法一週五天睡足7小時，半夜常會醒來，中斷睡眠		
半夜經常起床上廁所		
體力大不如前		
性慾減退或是力不從心		
排尿次數增加，但是每次排尿量不多		
掉髮量增加		
記憶力減退		
皮膚變得乾燥		
臉色蒼白		
常便祕或是排便不成形		
食量變小或食量一樣但消化變差		
關節經常痠痛或常有腰痠現象		
手背皮膚紋路增加		
出現耳鳴現象		
常有盜汗現象		
腰部、背部畏寒		

上列現象若符合五項以上，從今年冬天開始就需要加緊保養了。

簡易使用芳療保養

❶ 保養心包經（參考「處暑篇」做法），切勿經常熬夜，至少冬季三個月避免熬夜。

❷ 可參考夏季脾經按摩（見p.86-87），利用溫性精油按摩腿部脾、肝（見p.52-53）、腎經絡（見p.207-209），可減少晚上起床上廁所次數。

❸ 每日晨起，搭配精油做鳴天鼓、按摩腰腎區、扣齒等保健動作。

　　鳴天鼓：這是中國古老的強腎按摩法。中醫學認為，腎開竅於耳，腎氣足則聽覺靈敏，腎虛則常耳鳴。鳴天鼓是透過叩擊耳部穴位產生刺激，增加腦部血液循環緩解健忘、耳鳴等腎虛症狀。

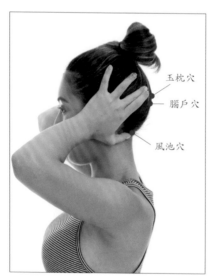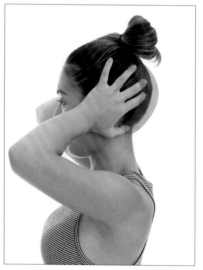

玉枕穴
腦戶穴
風池穴

1 腎經精華油三滴，塗抹耳朵後按摩1分鐘，耳朵有許多穴位，常常按摩耳朵，可幫助頭部及臉頰兩側氣血循環。

2 食指與拇指沿著耳廓由外向耳朵內側揉捏，按摩完後向外拉拉耳朵三次，對腎氣虛弱造成的耳鳴非常有幫助。

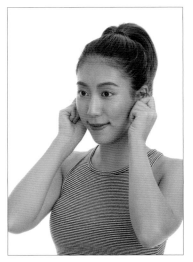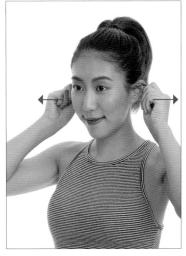

3 雙手將耳朵完全覆蓋，它就不能收聲了，食指與中指摩擦，敲打枕骨，此時會聽到敲鼓的聲音，每次敲打36下。中老年腎氣虛常有耳鳴現象，做完這兩個動作後，耳鳴現象立刻緩解。每日可多做幾次。

按摩背腰腎區

1 三滴腎經精華油塗抹背腰腎區，雙掌掌根由上往下按摩36下。

2 有效溫暖腰腎、滋補腎經緩解便秘。

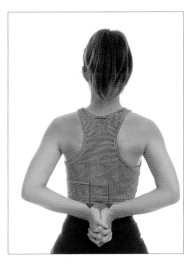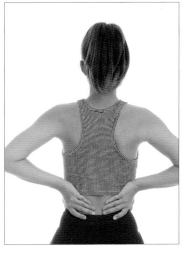

扣齒

1 雙唇緊閉上下牙床撞擊36下，幫助按摩牙齦，產生的唾液徐徐吞嚥。

2 中醫認為，早上口中產生的津液是腎經最佳滋補。

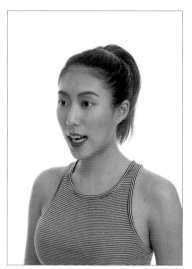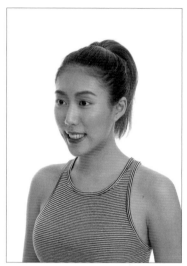

❹ 常用暖性精油，按摩肌肉關節，促進循環強化下
半身；按摩湧泉穴、太溪穴、三陰交、關元穴。

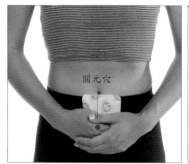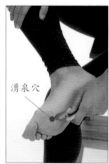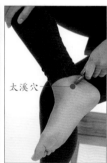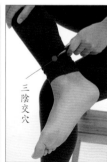

關元穴

湧泉穴

太溪穴

三陰交穴

「立冬」節氣芳療——足少陰腎經精華油

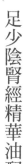

腎經在五行中屬水，含藏元陽。蘇菲亞玫瑰草具有豐富的水元素與陽性能量，有效幫助打開淤塞的腎經，熱情的肉桂點燃腎經的元陽，圓葉當歸可補強腎功能，最後加入岩蘭草與依蘭，甜美的香氣，正可安撫飽受生活壓力的心靈。

使用足少陰腎經精華油按摩，可以滋補腎陽，可改善頻尿、夜尿、緩解攝護腺肥大，緩解腰痠、背痛、緩解關節疼痛；加強足部穴位按摩，可以緩解足跟痛，緩解高血壓，促進循環、緩解手腳冰冷，增加呼吸深度，緩解胸悶、冬日支氣管炎、哮喘。

足少陰腎經精華油配方

· 蘇菲亞玫瑰草	12滴
· 蘇剛達果實	3滴
· 快樂鼠尾草	6滴
· 圓葉當歸	3滴
· 中國肉桂	2滴
· 完全依蘭	2滴
· 岩蘭草	3滴
· 冷壓芝麻油	30ml
· 沙棘油	1滴

注意事項

6歲以下、孕婦不適用，未成年降低濃度至3%。早、晚皆適合，循腎經按摩108下，每天按摩一次，每天使用。

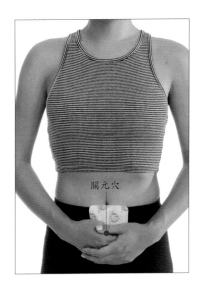

關元穴

使用方式

1 每日早、晚做下列三個動作：

① 三滴腎經精華油塗抹關元穴後利用掌心順時鐘按摩108下。

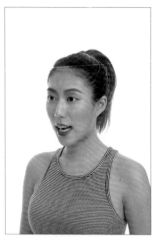
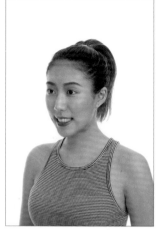
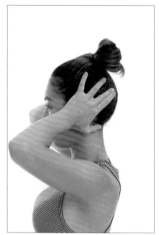

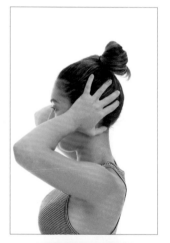

② 扣齒、鳴天鼓。

③ 五滴腎經精華油，按摩足部湧泉穴、
太溪穴、三陰交，及腰腎區，幫助早
起排便順暢，提升一天工作的活力，
湧泉穴可用純精油按摩。

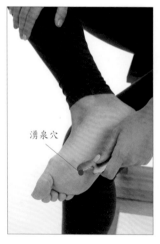
湧泉穴

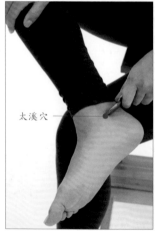
太溪穴

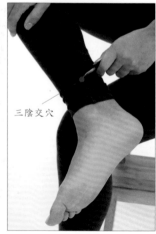
三陰交穴

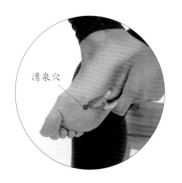

湧泉穴

2　每週刮腎經三次：

從足底湧泉穴開始，到大腿腹股溝，沿著腿部
內腎經循行，塗抹腎經精華油，使用刮痧板按
摩腎經。

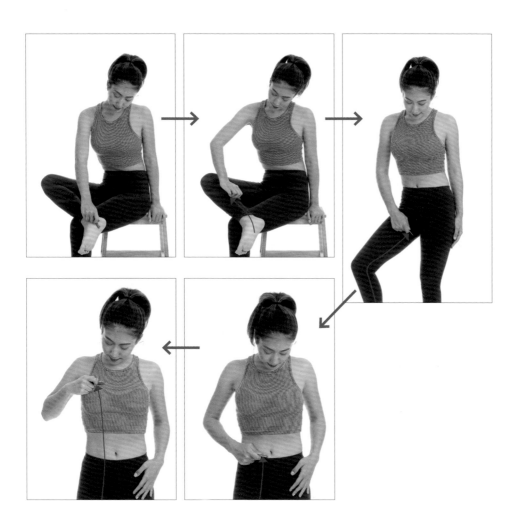

湧泉穴：
《黃帝內經》中說：「腎出於湧泉，湧泉者足心也。」 意思是說：腎經之氣猶如源泉之水，來源於足下，湧出灌溉周身四肢各處。所以，湧泉穴在人體養生、防病、治病、保健等各個方面顯示出它的重要作用。

關元穴：
就是將「元陽」能量關藏在體內不要漏洩，天天按摩關元穴可滋補腎氣，補充元陽的不足。幫助男性藏精，女性蓄血，是腹部最重要的穴位，常常按摩保暖，切勿讓關元穴受寒。

太溪穴：
是腎經的原穴，也是腎經大補穴。位於足根阿基里斯腱前方凹陷處。古人稱太溪穴為「回陽九穴之一」，在虛弱危急時，具有很強的回復能量功效，平日常按摩太溪穴對身體有極佳幫助。

三陰交：
「三陰」指的是人體足部的「足太陰脾經」、「足少陰腎經」及「足厥陰肝經」三條經絡。「三陰交」的意思就是這三條經絡在此交會。

芳療配方的調和原理

蘇菲亞
玫瑰草

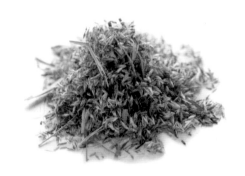

Gingergrass
Cymbopogon martinii var. sofia
禾本科／葉片蒸餾

　　蘇菲亞玫瑰草，是玫瑰草的亞種，又稱作薑草，同屬禾本科植物。具有禾本科植物的特性，生命力旺盛，植株柔軟但是根部卻穩穩地扎在土地下，對土壤涵養有很大的幫助。蘇菲亞玫瑰草適應環境能力極強大，比玫瑰草更喜愛在雨量充沛，鹼性土壤環境中蓬勃生長，但遇到乾旱歲月仍可繁殖，因植株瘦小，可保持能量等待雨季的來臨。

蘇菲亞玫瑰草具有溫暖的陽性能量，性溫，氣味較辛辣，帶有綠色的木香調，對肝、腎經絡具有滋補效果，有效增加腿部肌肉、關節的彈性與活力。冬天寒冷、陰暗的星期一早晨，暫時想要逃避工作，但又有重要工作、會議需要及時處理時，一滴蘇菲亞玫瑰草精油加一滴腎經複方精華油塗抹在腳底湧泉穴，按摩後，身體便充滿冬日暖陽的能量，元氣飽滿，行動俐落。

蘇剛達果實（香積子）

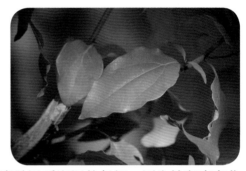

Suganda Kokila
Cinnamomum cecidodaphne
果實蒸餾

香積樹是高大的樟科喬木樹種，喜歡溫暖潮濕的氣候，原生於印度東北部、尼泊爾、不丹海拔1500公尺左右的山區。每年3～5月開花，7～9月當地婦女野生採集漿果，果實乾燥後，具有溫暖、獨特、豐富的氣味，當地人稱作「Sugandha」，意思是芬芳。

果實蒸餾萃取的精油呈淡黃色，氣味非常獨特，有層次。具有胡椒與丁香的溫暖、辛辣，又帶一些尤加利葉的辛涼，隱約還有一點點花香味。化學成分也非常豐富。包括肉桂酸甲酯，萜品醇、氧化物和倍半萜烯，可有效促進循環，緩解肌肉關節疼痛。

蘇剛達果實強烈豐富的氣味，味辛、苦溫，可入腎、脾經。陽性的油，透過腎經穴位按摩，有效化解穴位淤塞，溫暖腎陽，在西藏用藥裡用來開啟，通往靈魂的孔竅。當氣場受外界負面能量影響而感到沉重時，蘇剛達正可喚醒神識的知覺，驅除負面能量。

完全依蘭

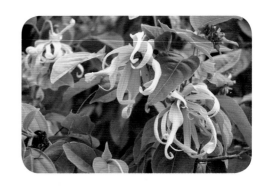

Ylang Ylang
Cananga odorata
番荔枝科
花朵蒸餾

　　原生於熱帶雨林地區的依蘭，與釋迦都是番荔枝家族的成員，只是依蘭的花朵香氣更為濃郁，因此依蘭又稱作香水樹，在植物茂密的雨林中，為了與其他物種競爭陽光，因此樹型高大挺拔。光滑的綠葉從樹幹分支的枝椏中，爭相冒出迎向陽光，進行光合作用。同時茂密的樹葉，大量散發來自底層豐沛的水分，保持根部土壤乾爽，不致腐爛。依蘭樹齡不長壽，平均約生長五十年左右。

　　初綻淺綠色的花朵，氣味較淡雅，隨著花瓣轉為鮮黃，氣味愈發濃郁香甜，瀰漫在潮濕的林間，吸引昆蟲競相幫助授粉，豐富的果實是眾多鳥兒的主食。食完後，再將堅硬的種子帶向遠方繼續繁衍。

　　清晨，手摘初開的花朵，利用蒸餾法，保存花朵的香氣，經歷18～20個小時，才將依蘭所有成分萃取出來。完全依蘭精油，性溫涼，味甘，可入心、膀胱經。長時間蒸餾的精油，具有豐富的化學成分，可溫和促進循環，緩解因憂鬱造成的心悸。經過稀釋的花香，安撫動蕩、不安、焦慮的心靈，為寒冷乾燥的冬日帶來一些熱帶雨林的能量。

個案分享

個案 ❶

腎經精華油，改善舊疾換季痠痛

　　個案為48歲的女性，2017年7月時摔傷，造成左腳踝、左手腕、左眼角骨折。8月拆除石膏，開始擦強健關膝精華油，使用至11月，恢復狀況很好，但最近天氣轉冷，患部會有微痠狀況。我建議她使用腎經精華油，並在強健關膝精華油中，加入少許CO_2薑、永久花、肉桂精油。

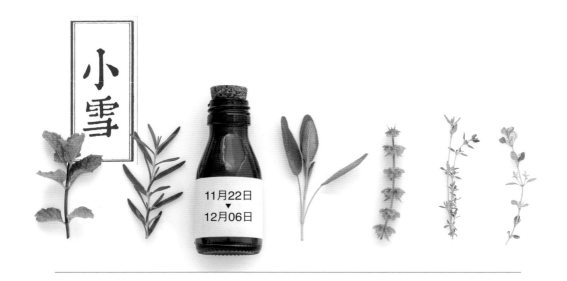

11月22日
▼
12月06日

一樣的月光照徹大地，在了無生機的寒冬觀賞滿月，縱使彈琴飲酒也難解開心中的憂傷。唐・元稹〈詠廿四氣詩 小雪十月中〉表現出詩人遇到生命情志難伸，藉著節氣改變，順著天時訴說心中鬱悶。由此可知人的情緒確實會受陰陽的變化而產生波動。陰陽氣交而為虹，但小雪陰氣勝陽，因此天地之間看不到彩虹；接著陰陽完全分離，陽昇、陰降，各自回到來處棲身休息，各正其位，陰陽不交則不通，不通則閉塞，天地了無生機，進入萬物藏伏的沉寂狀態。

「小雪」節氣芳療——保養關節

　　為何天氣變冷，常會感到腰痠背痛？以中醫觀點來看，使用3C產品、專注的閱讀、伏案工作，不知不覺長時間保持同樣的姿勢，容易導致身體循環漸趨緩慢，在關節轉折處易累積酸性物質；同時過度勞累，大部分的精、氣、神集中在腦部與上半身（久視傷血），也易造成身體氣血不足。外層防禦身體的肌膚、毛孔因得不到血氣的濡養，以致肌理鬆散、虛弱。「衛氣」不足，容易讓外邪寒冷之氣悄悄滲入經絡、肌肉、關節當中，導致氣血更形

凝滯不通。肌肉僵硬,從而出現關節疼痛、局部腫脹、彎曲不利,甚至關節畸形等症狀。

　　以西醫觀點來看,人體的肌肉與韌帶纖維會因氣溫變化熱脹冷縮,肌肉韌帶處在一個相對繃緊的狀態下,對於發炎的關節或韌帶在一個收縮拉扯狀態,就會因為牽扯到痠痛部位,而讓痠痛症狀一直持續著。

　　另外一個原因則是因為氣溫降低,肌肉韌帶血液循環比高溫時減少許多,而局部血液循環減少後,一方面減少了對肌肉韌帶的養分供給,另一方面,肌肉韌帶相對繃緊的狀態下,消耗了更多養分,也相對產生更多代謝物,甚至乳酸堆積,而局部循環減少後,讓造成肌肉韌帶痠痛的乳酸代謝也跟著變慢,因此讓骨骼關節與肌肉的痠痛感增加不少。

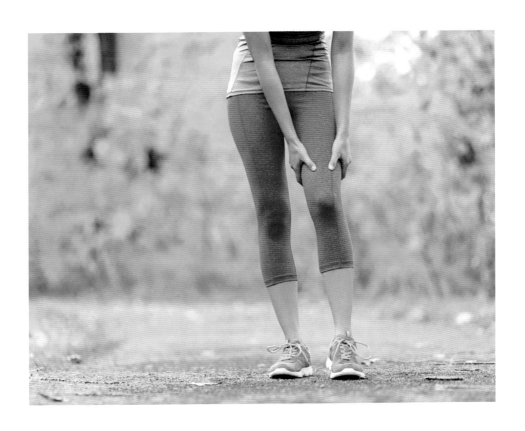

冬養腎，腎的疾病展現在四肢，等到骨骼關節疼痛才做保養，開始多吃保養關節的食物或營養品只能防止病痛惡化，很難回到過去的俐落。

現在醫療進步，生活富裕，維持長壽並不困難，但是長壽後卻行動困難，或是行動中忍受骨骼肌肉疼痛，這對生存尊嚴的維持是很大挑戰。

保養骨骼關節應該從年輕時做起，但是，人往往面對疼痛難耐後，才會思量如何做保養，常人總在縱情與節制中擺盪不已。

保養關節六法：

❶ 養成緩和運動的習慣，避免長期維持固定姿勢：

久站、久坐皆會影響身體氣血流暢，每天常做脊椎及四肢關節的溫和伸展運動，坐立及行走時儘量維持身體挺直姿勢。

❷ 常拉筋、常按摩關節：

每天利用5％濃度的強健關膝精華油，替關節肌肉按摩。

❸ 維持身材適中：

避免體重過輕或過重，體重過重，會造成骨骼關節負擔，軟組織易流失；體重過輕，肌肉無法有效保護關節、避免受傷害。

❹ 運動前確實暖身，運動時保護關節，運動後按摩關節肌肉：

運動前後適當的芳療按摩，不但保護關節肌肉避免受傷，同時也能創造更好的運動成績。

❺ 避免常搬提重物：

經常負荷重物、久跪、久蹲皆會對關節造成長久的傷害，如果生活中無法避免做出傷害關節肌肉的動作，那替關節做好防護，常常替自己按摩，仍然可以保持關節肌肉的靈活。

❻ 保養小腸經：

避免吃寒涼食物。因為小腸經絡繞行肩膀一周，冬天避免肩頸受寒，受涼後，用熱性精油替肩頸部位刮痧，活絡循環。

「小雪」節氣芳療——強健關膝精華油

　　強健關膝精華油可以促進循環，緩解肌肉僵硬疼痛、預防關節受損。強壯的骨骼，與體質及成長期的飲食攝取有很大關聯，精油是無法直接對骨骼關節提供幫助，但是芳療按摩可以緩解關節疼痛，並加強肌肉與筋膜的疏通、循環、緩解發炎腫脹。

　　下列是常見可以交替使用的精油：針葉類家族、尤加利家族、薰衣草家族、迷迭香家族、馬鬱蘭家族、百里香家族、永久花家族……。豐富的精油選項，可以為自己與家人調製出屬於家族緩解疼痛的的配方。當家人受傷時，聞到這氣味，沮喪的情緒可以得到安慰，疼痛自然也好了許多。

　　另外，建議調配關節疼痛按摩油，一定要加入伊諾飛倫油，可有效幫助其他精油達到緩解疼痛的效果，化學成分分配的比例大致如下：

氧化物	:	酯類	:	酚類（醚類）	:	醇類（醛類）
3	:	2	:	2	:	3

　　含有抗氧化、鎮痛、促進循環分子的精油，皆可以用於緩解關節疼痛。需要注意的是，關節急性發炎期不可用力按摩，只需在疼痛處輕輕塗抹按摩油即可，如果關節肌肉疼痛，最好找專業有豐富臨床經驗的治療師。

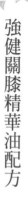

強健關膝精華油配方

須注意，此款精油孕婦幼兒不宜。

〔高濃度11%〕

· 月桂	10滴
· 檸檬尤加利	10滴
· 千年健	10滴
· 肉豆蔻	5滴
· 百里酚百里香	5滴
· 白珠樹	5滴
· 伊諾飛倫油	5ml
· 聖約翰浸泡油	15ml
· 沙棘油	3滴

〔保養濃度5%〕

· 月桂	6滴
· 檸檬尤加利	6滴
· 千年健	3滴
· 肉豆蔻	3滴
· 百里酚百里香	3滴
· 白珠樹	2滴
· 伊諾飛倫油	5ml
· 聖約翰浸泡油	15ml
· 沙棘油	1滴

注意事項

12歲以下、孕婦不適用，未成年降低濃度至3%。

運動前、後保養使用方式

高濃度按摩油，局部塗抹關節、腰椎後，做腰部、手腕、膝蓋旋轉運動。

平日按摩保養使用方式

保養濃度按摩油，局部塗抹關節、腰椎後，做肌肉伸展，並輕輕按摩患部周圍肌肉。

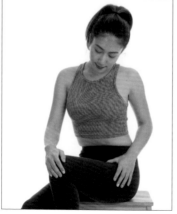

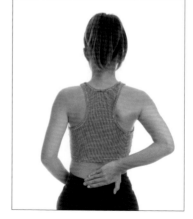

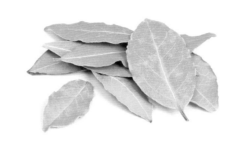

月桂

Laurel Leaf／*Laurus nobilis*／樟科／葉片蒸餾

　　月桂樟科植物，原生於地中海地區，高大的樹型布滿帶暗綠色、帶有香氣的葉片。希臘、羅馬人視月桂為勇氣、能量、勝利的象徵；希臘神話太陽神阿波羅頭上，即是帶著月桂葉編織的桂冠；羅馬皇帝認為桂冠是權力的表徵。月桂葉自古就是主要烹飪香料，適合長時間燉煮、香氣經久不散，中國南方許多省分也有月桂樹，稱作香葉，在滷包中常會見其蹤影。

　　葉片蒸餾萃取的月桂精油，氣味辛辣，性辛、微溫，含有高比例的氧化物，與單萜烯可以促進循環，微量的丁香酚則可達到局部止痛的功效。

　　月桂精油單獨按摩使用，可以處理肌肉痠痛，但效果普通，但調和百里香與檸檬尤加利後，因為月桂中的氧化物對肌膚穿透好，反而增加百里香、檸檬尤加利對肌肉的止痛效果，同時月桂促進循環的功效，可加速代謝肌肉、關節周圍淤塞的酸性物質，有效舒緩因運動傷害造成的肌肉關節腫脹。

檸檬
尤加利

Eucalyptus Lemon／*Eucalyptus citriodora*／桃金孃科／葉片蒸餾

　　尤加利又稱桉樹，已知約七百多種大部生長在澳洲，部分在大洋洲與印

尼生長。唯一能適應台灣的潮濕氣候可大量繁殖的只有檸檬尤加利。

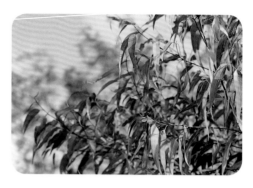

尤加利生命力旺盛，生長速度快，常會造成樹木旁邊的土壤乾燥，其他植物很難與之共生。據說具有驅蚊作用，在台灣中南部廣泛被種植，不過夏日實驗證實，皮膚塗抹檸檬尤加利精油，在郊外的防蚊效果不佳。

葉片蒸餾萃取的檸檬尤加利精油，含高比例的香茅醛，氣味強烈，性辛、溫，可有效對肌肉關節達到鎮痛、消炎效果。香茅醛分子對皮膚具有刺激作用，高劑量塗抹會造成皮膚搔癢、紅腫，按摩時一定要與植物油調和使用。

百里酚
百里香

Thyme Thymol
Thymus vulgaris／唇形科／草葉蒸餾

原生於南歐地中海區，百里香家族龐大，共同特色即是抗菌、抗發炎、提升免疫力。其中殺菌功能以百里酚百里香最為強大，但對皮膚、黏膜刺激也最強烈，一定要稀釋使用，稀釋後的百里香，具有動物麝香的氣味，不適用於懷孕前三個月的孕婦及嬰幼兒使用。

發炎是身體受到病原體侵入，細胞受傷、細胞受損所產生的反應。在清除的過程，會大量消耗體內的氧而形成自由基，「自由基」又會形成對身體殺傷力，並形成強大的「活性氧化物」，中醫觀點則統稱這些自由基、氧化

物為「濕」，抗氧化作用，是能夠清除「自由基」與其他「活性氧化物」，「活性氧化物」會破壞身體中的蛋白質、氨基酸、脂質與DNA而造成所謂的發炎現象，進而讓身體提早老化與造成退化性的疾病，例如：癌症、肝臟疾病、關節炎、糖尿病、帕金森氏症、動脈硬化症。

皆有實驗證明「百里香家族」是眾多抗氧化精油中最突出的一族。尤其是含高比例的百里酚、香荊芥酚的百里香精油。

肉豆蔻

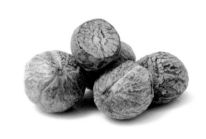

Nutmeg／*Myristica fragrans*
肉豆蔻科／果實蒸餾

肉豆蔻原生於印尼香料群島的高大常綠喬木，因為是雌雄異株必須種植在一起才能結果實。目前生長蹤跡已遍布印度中國南方與中美洲。

高掛在樹梢的肉豆蔻果實，成熟後果皮裂開露出艷紅芬芳的假種皮稱作Mace，種皮內包裹著甜美芳香肉豆蔻仁(Nutmeg)，肉豆蔻氣味辛香，具有開脾醒胃的作用，長久以來是大廚烹飪的最佳香料，也是印度阿育吠陀重要的藥草。中醫利用肉豆蔻果仁溫辛的特性，處理脾胃消化、腹瀉的問題。

肉豆蔻仁(Nutmeg)與種皮(mace)皆可萃取精油，氣味清新、溫暖、辛香。可安撫因壓力造成的憂慮、緊張的情緒。是香水界重要的調香選項之一。

果仁蒸餾的精油，飽含豐富多樣的單萜烯、單萜醇成分，可溫和促進循環可消除肌肉痠陣痛的效果。

高比例的肉豆蔻醚對關節肌肉發炎與疼痛，具有優異的消炎止痛效果。但是含有致癌疑慮的黃樟素與甲基醚丁香酚（目前並無證據顯示經由有致癌

的可能）因此使用時劑量不宜高。低劑量的肉豆蔻與月桂、百里酚百里香精油調和後，產生的協同作用，對關節肌肉消炎、止痛效果極佳。

個案分享

個案 ❶

不再仰賴痠痛貼布，舒緩關節腫大

　　個案為55歲的女性，工作關係需長時間站立，導致關節腫大。工時若太長會疼痛不已，逢天冷及連日下雨就會產生痠痛脹感。我建議她使用強健關膝精華油做居家保養，讓她每日洗澡後，塗抹濃度10%的強健關膝精華油後，用熱電毯熱敷，平時上班時，則用製作成滾珠瓶的精華油塗抹膝蓋。

　　個案經過三個月的用油保養和熱敷，症狀緩解不少，現在不再需要仰賴痠痛藥貼布了。

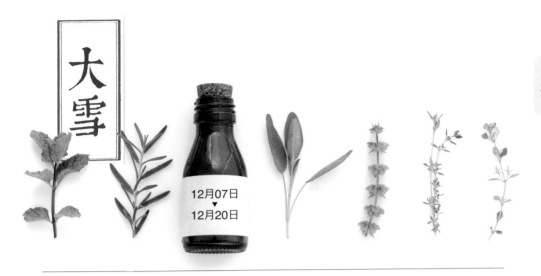

大雪

12月07日
▼
12月20日

節氣
變化

唐代詩人柳宗元的〈江雪〉：「千山鳥飛絕，萬徑人蹤滅。孤舟簑笠翁，獨釣寒江雪。」短短幾句生動描繪出天地孤絕，萬物藏冬之景。聖人養生，總是靜心細觀天地變化掌握先機，預留充足的時間調整身心，好整以暇地面對未來的變化。《月令七十二候集解》記載：「大雪十一月節，大者盛也，至此而雪盛矣。」大雪的時節，台灣高海拔處會有降大雪甚至暴雪的氣候變化，大雪之後，各地氣溫明顯下降。大雪節氣十五天中，最初的五日屬於六陰之極；過了五日，陰極之後，陽氣開始萌動，能夠感受到陰氣將絕，陽氣微感。

「大雪」節氣保養法——生殖系統保養

　　節氣保養應順應天地陰陽的變化，「立冬」後，陽氣來到了「小雪」、「大雪」，此時天地陰、陽呈現休息狀態，到「冬至」過後，陽氣才開始生發。古人認為冬節氣三個月，屬陽的「男性」應該節制慾望，保養自己的「元陽」，冬日不知節制，過度消耗能量，則中年後易有早衰現象。

　　女性屬陰，代表孕育萬物的大地之母，藉著冬日藏陽，運用植物精華滋

養子宮，為孕育新生命做好準備，熟齡婦女幫助子宮除舊布新，提升子宮氣血，延緩老化。

中醫認為女性體質先天較虛，易早衰，許多婦科疾病皆是體質較虛、免疫力不足所造成。冬季是人體貯藏精華、恢復健康的最佳時機，冬季貯藏得愈好，來年春天新一輪的生長機能就愈強，身體愈健康。

男性元陽虛弱開始是表現在排尿不順，頻尿、半夜頻尿；女性氣血虛弱表現在經期不順、子宮內膜增生、更年期症候群。

大雪時的日常保健

① 按摩腎經重要穴位（參考「立冬篇」做法）。

② 避免熬夜。

③ 常泡腳、搓八髎穴。

④ 少食寒涼食物。

⑤ 勤保養腎、膀胱經絡。

「大雪」節氣芳療──男性、女性身心保養

男性身心保養

功效	精華配方	使用方式
排尿不順	· 檸檬薄荷 ⋯⋯⋯⋯⋯ 6滴 · 歐洲赤松 ⋯⋯⋯⋯⋯ 3滴 · 蜂香薄荷 ⋯⋯⋯⋯⋯ 5滴 · 薑 ⋯⋯⋯⋯⋯⋯⋯ 1滴 · 印度藏茴香 ⋯⋯⋯⋯ 1滴 · 芝麻油 ⋯⋯⋯⋯⋯ 15ml · 沙棘油 ⋯⋯⋯⋯⋯⋯ 1滴	① 搓八髎穴 ② 塗抹關元穴後熱敷

女性身心保養

功效	精華配方	使用方式
經期異常	· 甜茴香 ⋯⋯⋯⋯ 5滴 · 芫荽 ⋯⋯⋯⋯ 5滴 · 薑 ⋯⋯⋯⋯ 3滴 · 快樂鼠尾草 ⋯⋯⋯ 5滴 · 大馬士革玫瑰 ⋯⋯ 3滴 · 黑種草油 ⋯⋯⋯ 5ml · 芝麻油 ⋯⋯⋯⋯ 15ml	❶ 每日搓八髎穴108下 八髎穴 ❷ 按摩腰腎區1分鐘 ❸ 晚上順時鐘按摩關元穴3分鐘 ❹ 塗抹關元穴後熱敷
更年期症候群	· 印度茉莉 ⋯⋯⋯ 3滴 · 貞節樹 ⋯⋯⋯ 6滴 · 薑 ⋯⋯⋯⋯ 3滴 · 紅橘 ⋯⋯⋯⋯ 5滴 · 零陵香豆 ⋯⋯⋯ 3滴 · 黑種草油 ⋯⋯⋯ 5ml · 芝麻油 ⋯⋯⋯⋯ 15ml	
更年期安撫身心	· 花梨木 ⋯⋯⋯ 10滴 · 橙花 ⋯⋯⋯⋯ 1滴 · 粉紅蓮花 ⋯⋯⋯ 1滴 · 晚香玉 ⋯⋯⋯⋯ 2滴 · 檀香 ⋯⋯⋯⋯ 3滴 · 荷荷芭油 ⋯⋯⋯ 10ml	做成滾珠瓶隨身攜帶，當情緒突感低落、燥熱時，塗抹在太陽穴、兩側肩頸胸口，淡淡的花香會安撫起伏不定的身心。
生殖泌尿感染	· 波旁天竺葵 ⋯⋯⋯ 5滴 · 綠花白千層 ⋯⋯⋯ 5滴 · 沉香醇百里香 ⋯⋯ 5滴 · 聖約翰草油 ⋯⋯⋯ 15ml	直接塗抹外陰部

注意事項　孕婦不適用，未成年降低濃度至3%。

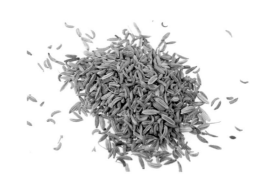

甜茴香

Fennel Sweet
Foeniculum vulgare
繖形科
種子蒸餾

　　原生於南歐地中海沿岸多年生傘型科植物，喜愛生長在陽光充足，排水良好的地區，適應環境能力強，現在已廣布於歐洲各國、印度、中國與北美等地。茴香作為藥用與烹飪香料的歷史可追溯到古埃及時期，希臘人發現茴香可以利尿，羅馬人則用來幫助消化，飽餐一頓後，咀嚼幾粒甜甜的茴香種子，不但可幫助消化也可去除口中的異味。

　　研磨種子蒸餾萃取的茴香精油，含有高比例的反式洋茴香醚，即確實可以安撫痙攣的平滑肌，不僅可助消化，也可緩解經痛。

　　茴香性辛、甘溫，可入肝、腎、胃經絡，有效幫助腸胃消化、驅脹氣。同時茴香辛、溫也能溫腎暖肝，對於體質濕寒、氣滯造成的子宮虛寒，腎氣虛弱產生的腰痠現象，可利用茴香精油加上肉桂、薑等溫暖活血的精油，常按摩下腹部關元穴、八髎穴，有效緩解經痛與強化子宮。

　　茴香精油具有利尿排水功能，春天搭配疏肝利膽的精油，加強按摩肝膽、脾胃經絡可達到塑身的效果。

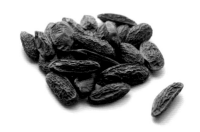

零陵香豆

Tonka Bean／*Dipteryx odorata*／豆科／種子蒸餾

高大的豆科植物，盛產於南美法屬蓋亞那與巴西。法國人最早萃取其原精，並廣泛用於香水或食品添加，因其萃取量少成本高，近年被具有同樣溫暖甜美香氣的香草所取代，但是零陵香豆特有的香豆素香氣，仍然是獨一無二。

零陵香豆原精呈半固體狀，高比例的香豆素成分，溫暖甜美的香氣令人迷醉，可幫助血液暢通、緩解肩頸肌肉緊繃、促進血液循環，幫助壓力過大的身心，放鬆卻不放縱，輕鬆愉悅的面對生活壓力。

現代女性常須扮演多重角色：勤奮認真工作的員工、操持家務圓滿家庭的太太、陪伴孩子學習成長的全能媽媽。每個月還要獨自面對生理週期，如果疏於照料自己的身體，長時間疲勞造成體質虛寒，最易表現在子宮寒涼、內膜增生、經血量大，身體氣血更虛弱。

女性30歲以後，應該認真照顧氣血，保養生殖系統，輕鬆迎接更年期，優雅邁向長青期。

貞節樹

Vitex／*Vitex agnus castus*／馬鞭草科／果實蒸餾

相較於直接補充賀爾蒙造成的副作用，貞節樹透過影響腦下腺、抑制

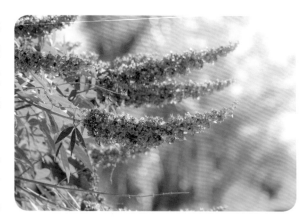

FSH促濾泡成熟激素、增進LH和LTH分泌來形成黃體酮。懷孕前三個月可以用貞節樹來安胎、幫助受精卵穩定著床。

無致癌性，在懷孕哺乳期都可安心使用，在治療女性的各種生理機能上，更勝傳統的賀爾蒙療法，因此經常用來治療女性更年期症狀，使用三個月以上方能見效。

貞節樹適合搭配迷迭香，協同效果較好。由於更年期停經，不再產卵，使用貞節樹能夠有效舒緩更年期症狀，治療各種女性機能問題，例卵巢囊腫、子宮肌瘤、子宮內膜異位等等。

另外，能夠穩定心神，舒緩歇斯底里的情緒，使人重獲自信、消除心中的緊張和慌亂，具有爆炸性的生產力、充滿想法與創新。

快樂鼠尾草

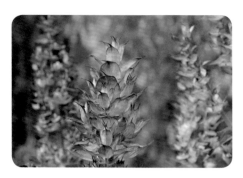

Clary Sage／*Salvia sclarea*
唇形科／全株蒸餾

快樂鼠尾草，又稱南歐鼠尾草，原產於南歐，但主要產地在普羅旺斯中海拔區。其香氣取決於高達75％的乙酸沈香酯，但氣味因產地不同變化極大，是調香界的愛好精油，其魔幻、餘韻無窮的香氣，令人意猶未盡，很適

合用來調製古龍水，能維持一小時以上的香味。

快樂鼠尾草和與鼠尾草比起來，葉子比較粗大、花朵顏色也較為粉嫩。品質佳的快樂鼠尾草，由於眾多分子的協同作用，使得調香時的前中後調，層次非常細膩，且香味濃，由於萃取量低，所以也是十分珍貴的精油。

快樂鼠尾草最棒的用法是處理女性月經和更年期問題，使用後往往都不藥而癒。除了女性的生理機能問題，快樂鼠尾草也能逆轉糖尿病，尤其針對前期或第二型這種後天造成的糖尿病。其化學成分能夠促使胰島素發揮作用，刺激消化道中的胰島素受體，使身體有效運用胰島素。

個案 ❶

調理生殖系統，緩解經前症候群和經痛困擾

個案為28歲的女性，長期都有嚴重經痛的問題。去給醫生檢查，也說子宮沒有問題。但是，每個月都在經期第一、第二天忍受經痛。如果睡眠品質不好時，經痛更嚴重。每到經期前更容易失眠，有時甚至痛到嘔吐。

我建議用她好好調理生殖系統，使用「經期異常」的配方油，每天洗完澡後擦在下腹部。並在MC來前一週，搭配泡玫瑰暖薑精華油來泡澡。持續使用一個月後，她的經期疼痛緩解不少，經前症狀也有所改善。

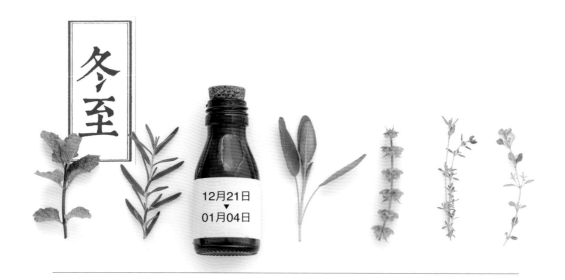

冬至

12月21日
▼
01月04日

節氣
變化
冬至是二十四節氣中最重要的節氣，古人從圭表測影，發現冬至這一天正午日影最長，因此把冬至立為一年之初，如今民間仍存有「冬至大如年」之說，因為過了冬至，即將要迎接新年。台灣習俗在冬至這一天要吃紅、白湯圓，這湯圓代表著太極中的陰、陽，萬物皆由陰陽摶蕩而生，所以吃了這碗湯圓，就長了一歲。過了冬至這一天，太陽逐漸從南半球回到北半球，白天越來越長，夜晚越來越短，冬至稱為「一陽生」，指的是陽能從地心向上走，開始出現生機與陽氣。

「冬至」節氣保養法——暖足浴

「冬至」在養生上是一個最重要的節氣，「冬至一陽生」，象徵陽氣的初生，是子月（農曆十一月）一年的開始。一天十二時辰中，子時也是人體一陽初生的時間，在易經卦為「復卦」，代表「一元復始」，天地陽氣至此開始生發，正如古書《逸周書》記載：「冬至之日，蚯蚓結，又五日，麋角解，又五日，水泉動」，冬至寒極，傳說蚯蚓是陰曲陽伸的生物，冬至陰氣仍十分強盛，因此土中的蚯蚓仍然蜷縮著身體；而麋是水澤之獸，屬陰，過

了冬至開始感到陽氣而麋解角;而後陽氣開始萌動,緩緩生發,地底的泉水也流動了起來。

台灣農諺:「冬節在月頭,要寒要年終;冬節在月中,無雪又無霜;冬節在月尾,要寒正二月」。冬至如果在當月的初旬,年底會很寒冷;冬至如果在當月的中旬,當年的冬天很少有霜雪;冬至如果在當月的月底,年底前的天氣,要遇到了大寒或過了農曆年之後,才會變得寒冷。

養生非常重視陽氣初生這一時期,初生的陽氣,就像在母親腹中的胎兒,需小心呵護,慢慢使其逐漸壯大,孩子陽氣充足,才能健康成長。成人陽氣旺盛,才會少有疾病,創造力強,所以養生特別重視子時、子月。

冬至養生要注意祛寒保溫、守護陽氣,注意頭部、腹部、腰部保暖。每日做溫水足浴,可刺激雙腳穴位,促進血液循環,既簡單又可達到補腎陽的目的。

足浴的好處

① 久坐造成下半身循環不好,泡腳是改善下半身循環最簡易的方法。
② 強化臟腑功能。
③ 足部有許多重要穴位,可藉由泡腳刺激足部穴位。
④ 睡前泡腳可幫助睡眠。

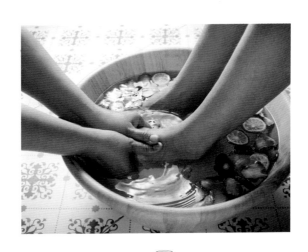

「冬至」節氣芳療──玫瑰暖薑精華油

　　「寒從腳起」，腳部一旦受寒，會反射性地引起呼吸道黏膜毛細血管收縮，使抗病能力下降，導致上呼吸道感染，因此，腳部的保暖尤應加強，比如長襪、厚靴、泡腳、按摩腳部，在溫暖雙腳的同時，也促進體內的氣血流動。

玫瑰暖薑精華油配方

大馬士革玫瑰純露	50ml
波旁天竺葵	45滴
CO_2薑	10滴
肉桂葉	10滴
丁香花苞	10滴
多香果	10滴
紅橘	25滴
乳化劑	1ml

使用方式

1　水量高度至足部三分之二，大約小腿肚的位置 。

2　溫熱水大約 45～50度 以足部耐受度為主，不能太燙。

3　傾入5ml玫瑰暖薑精華油至熱水中混合。

4　雙腳放入桶中，大約泡15分鐘。

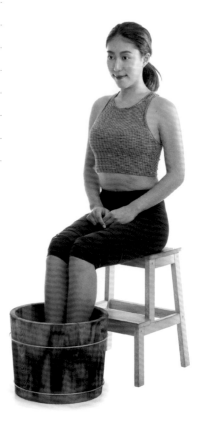

足浴注意事項

1　成人浸泡不超過20分鐘。

2　老年人以15分鐘為限。

3　水溫以攝氏40至50度為宜（視個人耐熱程度而定，剛開始溫度可以低一些，再慢慢地增添熱水，不斷加溫，泡到全身發熱為止）。

4　備二條毛巾，一條擦汗，一條擦腳，泡腳前後避免受風寒。

5　泡腳前喝一杯溫水，有利於新陳代謝及補充泡腳時流失的水分。

6　飯前、飯後半小時不宜泡腳，會影響胃部消化與吸收營養。

7　浸泡時最好閉目養神，切勿滑手機（久視傷神）。

8　浸泡時，身體出現任何不適症狀要立刻停止。

9　12歲以下的孩子腎陽旺盛，不需足浴。

10　孕婦、糖尿病、心腦血管病、足部有炎症或開放性傷口者不宜。

芳療配方的調和原理

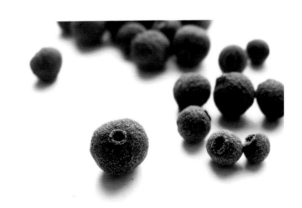

多香果

Pimento Berry
Pimento officinalis／桃金孃科／果實蒸餾

　　多香果又稱牙買加胡椒、眾香子，桃金孃科。從果實萃取的多香果精油，氣味和丁香類似，從葉片萃取的多香果精油，則氣味溫和、清新。

　　果實具有丁香、胡椒、肉桂、肉荳蔻等多種香料的味道。原產於中美

洲，當地居民在食物烹調中當作調味來幫助消化。廣見於西印度群島，最主要產地為牙買加。

多香果性味辛、熱。作用於胃、大腸經。能夠促進循環、溫暖脾胃、緩解關節疼痛，強化男女生殖系統機能。用於足浴能夠幫助身體溫暖起來，豐富的百里酚與丁香酚成分，可有效抗黴菌去除足部異味。多香果最顯著的功效就是治療消化系統的疾病，針對腹部絞痛、消化不良、反胃脹氣，還能緩解憂鬱、疲勞、壓力過大、緩解頭痛、牙痛的症狀。不過它對於黏膜和皮膚會刺激，所以只適合低濃度使用。

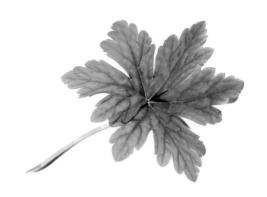

波旁
天竺葵

Geranium
Pelargonium x asperum
牻牛兒科
葉片蒸餾

波旁天竺葵原，產於法國中部，現今主要產地是北非和埃及。因含有牻牛兒醇和香茅醇，所以綜合了玫瑰和檸檬的氣味，很適合作為調香之用。而其牻牛兒醇和異薄荷酮能夠活化淋巴循環，針對下半身的靜脈曲張問題也很有效。也能抗黴菌和抗病毒。因含70%的單萜醇，所以具有暖身效果，能夠促進循環、增強免疫力。但是，不適合懷孕初期的孕婦或易流產者使用，會促使子宮收縮。

它屬於有溫度的精油，會在讓皮膚產生溫熱感，有輕微的禦寒功能。另外，波旁天竺葵還有止血消腫的功效，能夠處理痔瘡問題，可用於坐盆浴。

　　波旁天竺葵具有強大的平衡功能，因此能夠平息沮喪、焦慮，恢復精神，若情緒起伏很大時也適合使用，讓情緒達到和諧和平衡。生理上，用來按摩可舒筋，讓人放鬆下來。也能調養女性內分泌系統，處理更年期問題。加入足浴，能夠通經活血，去除足部異味。

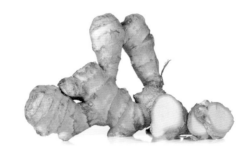

Ginger
Zingiber officinalis
薑科／根部蒸餾、CO_2萃取

　　根部：蒸餾或CO_2萃取，秋、冬採收。土與木兩元素可滋養肝、脾。性味歸經屬辛、溫。歸肺、脾、胃經。《本草綱目》記載，薑辛、溫，歸五臟，除風邪寒熱，祛痰下氣，生薑性辛溫，逐寒而發表；乾薑溫中散寒，回陽通脈，溫肺化飲可除痰濕。

　　薑可以促進循環、溫中散寒，提升陽氣能量、通血脈，對風濕、關節痛有緩解作用，能夠去除體內濕氣、消水腫，溫補子宮、具有暖宮作用。中、西醫都證實薑對人體具有延緩衰老、常保青春，對男性保健也有極大幫助。

個案 ❶

玫瑰暖薑足浴，解決手腳冰冷與淺眠

個案為43歲的女性，平時體虛，睡眠易中斷、淺眠，冬天總是手腳冰冷。我建議她睡前可以用玫瑰暖薑精華油配方泡腳，每三天一次，每次15分鐘。持續二週後，她不但改善手腳冰冷，晚上睡覺也比較容易一覺到天亮了。

個案 ❷

孩子睡覺不再鼻塞、鼻涕倒流，父母也能安心入睡

一般12歲以下的小孩腎陽旺盛是不需泡腳暖身的，但個案是個秋冬容易晚上鼻塞的男童，我建議家人讓他洗澡後泡腳10分鐘，睡前擦上鼻腔保養精華油，改善鼻涕倒流、鼻塞現象。持續過了一個月後，這位男童睡覺不再鼻塞，能夠好好睡一覺，他的父母也輕鬆不少。

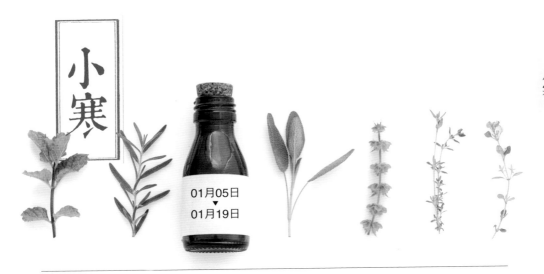

**節氣
變化**

宋‧王安石〈梅花〉:「牆角數枝梅,凌寒獨自開。遙知不是雪,為有暗香來」,描述天氣雖然寒冷,在牆角邊卻安靜地長出數枝梅花,它們不畏風雪獨自綻放著美好。雖然身在遠處,仍然可以清楚地知道那並不是潔白的雪花,因為空氣中有一股淡淡的幽香隨風傳來。民間諺語:「小寒大寒,冷成冰團」,「寒」是冬天的主氣,冷氣積久而寒,而小寒是二十四節氣中最寒冷的節氣,俗語說「冷在三九,熱在三伏」,說的正是夏至的三伏天與小寒的三九天了,三九天指的是冬至開始每隔九天,是每年天氣最寒冷、疾病最容易復發的時間,因此在此時進行保養,才能提高人體的氣血調節能力,禦寒養氣。

「小寒」節氣保養法——溫暖膀胱經

寒為陰邪,易傷人體陽氣,寒主收引、凝滯。小寒節氣養生的基本的原則是《黃帝內經》中的那一句格言:「春夏養陽,秋冬養陰。」冬日萬物斂藏,養生就該順應自然界收藏之勢,收藏陰經,使精氣內聚,以潤五臟。

立冬過後,背部保暖尤其重要,背為人體護陽的屏障,「背不寒則全身

不寒」。因為背部為陽中之陽,是人體足太陽膀胱經循行的主要部位,足太陽膀胱經具有防禦外邪入侵的作用。人一旦受寒,就會損傷陽氣,出現上呼吸道感染或舊疾復發、加重等現象;膀胱經受寒,會導引膀胱功能失調問題,同時膀胱排倒不順暢會顯現在眼睛紅腫、鼻塞多涕、前額至後腦部疼痛、脖子後部到背部痛、頸痛、背痛、腰痛、臀部痛(肥大)、大腿浮腫、易有橘皮組織、免疫力降低等問題。

膀胱經是人體經脈中最長的一條經脈,同時與身體其他十一條經絡各有對應的俞穴,肩負著全身臟腑所產生垃圾的運送與水分的排除。因此膀胱經活絡運行順暢,對身體健康影響甚鉅;冬天溫暖膀胱經,對於腎經運作有極大輔助功能。

小寒節氣時,心臟病和高血壓病的患者往往會加重病情,患中風者也會增多。中醫認為人體內的血液得溫則易於流動,得寒就容易停滯,這就是所謂的「血遇寒則凝」,所以保暖工作一定要做好,尤其是老年人。在冬季,人和大自然一樣都處於「陰盛陽衰」狀態,故冬季常激勵背部膀胱經循行,能強壯陽氣、溫通經脈。呼吸道較弱的人從立冬起要加強背部保暖。

冬季保養腎與膀胱的益處

① 提高記憶力、專注力和注意力,並可降低老年痴呆症的風險。

② 促進心血循環,降低心臟疾病的風險。

③ 提高新陳代謝、消除水腫,在減肥中扮演著重要的角色。

④ 改善消化不良、緩解腸易燥症、胃食道逆流、腹瀉。

⑤ 緩解關節能痛,增加肌肉彈性。

⑥ 平衡荷爾蒙,緩解經前症候群與更年期症候群。

⑦ 幫助提升睡眠品質。

⑧ 增加活力,提升免疫力。

「小寒」節氣芳療——足太陽膀胱經精華油

足太陽膀胱經精華油配方

．絲柏	5滴
．檸檬薄荷	10滴
．甜羅勒	5滴
．大根老鸛草	10滴
．芝麻油	30ml
．沙棘油	1滴

使用方式

1　搓八髎穴

每天醒來時，用5滴膀胱經精華油塗抹八髎
穴（尾椎兩側）搓108下，精神會變好。

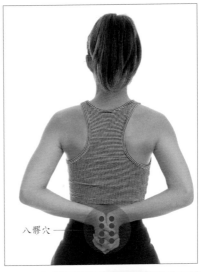

八髎穴

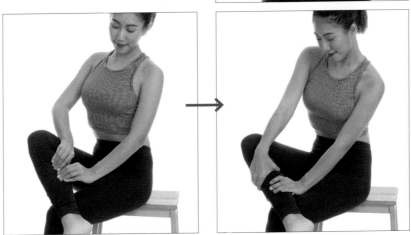

2　按摩小腿肚

小腿是人的第二個心臟，早晚以膀胱經精華油按摩小腿肚3分鐘。

＊早晚可額外加強腎經精華油按摩重要穴位（湧泉穴 、太溪穴、三陰交、關元穴），同立冬步驟1、3按摩手法（見p.207-208）。

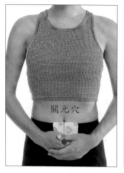
關元穴

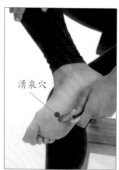
湧泉穴

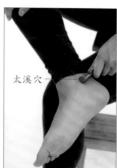
太溪穴

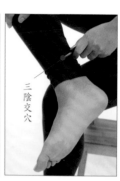
三陰交穴

（見p.207-208）

芳療配方的調和原理

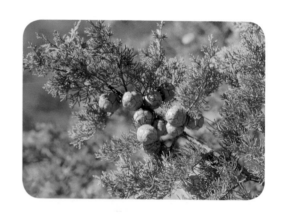

絲柏

Cypress
Cupressus sempervirens
柏科／針葉蒸餾

　　屬於柏科的絲柏身形優雅、高大，廣布於地中海沿岸，西方文明起源希臘的塞浦路斯，便是以絲柏為命名，千百年來佇立在那裡凝視著文明的轉合與更迭。

　　絲柏挺直的木幹不易腐蝕，自古以來常被使用於築屋或是造船之用，因此當地人慣稱它「Sempervirens」，有長青、不朽之意。

　　它是從枝葉蒸餾出的精油，呈現淡黃的色澤，主要成分β蒎烯與松油醇，可有效地促進循環，實驗進一步證實，絲柏是體內一氧化氮的清道夫，

可降低身體發炎、過敏與止痛。

　　膀胱經是人體最長，也是幫助體內臟腑排除廢物最主要的經絡，冬天腎經陽氣的能量促進體內深處氣血循環，再利用膀胱經絡的俞穴，排除臟腑內的廢物，因此膀胱經的暢通，對體內臟腑的生機有極大的幫助。

　　散發著木質和琥珀的清香的絲柏精油，對膀胱經的排導有極大的助益。絲柏精油不僅在冬季對激勵膀胱經循環，同時也適用於秋季的三焦與肺經，是秋、冬養生最佳選擇之一。

檸檬
薄荷

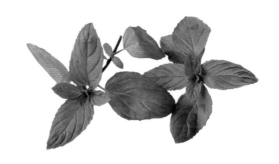

Bergamot Mint
Mentha citrata
唇形科／葉片蒸餾

檸檬薄荷常被稱作「佛手柑薄荷」，從葉片蒸餾萃取的精油，最主要的成分是乙酸沉香酯，與芳香的牻牛兒酯。因氣味溫和甜美，與其薄荷家族中，其它成員強烈刺激的氣味大相逕庭。當與不同精油調和使用時，能夠達到極佳的協同作用。

　　飽含酯類分子而帶有放鬆特質的檸檬薄荷，因為仍擁有豐富的萜烯，具有充沛的陽性能量，能夠溫和地提升氣血循環，恢復細胞活力，同時對皮膚不具刺激性。像冬天的暖暖包，溫和不燙手，尤其在寒冷的冬日晨起時，與大根老鸛草各取一滴稀釋，搓揉八髎穴3分鐘，可迅速感受到整條背脊被注入一股暖流，重燃活力，展開一天的新氣象。

　　長期臨床經驗，對於飽受經期困擾的女性，每日堅持利用檸檬薄荷搓揉八髎穴一段時間後，可明顯感受緩解腹部的悶脹不順。同時，這個方式也適

用男性，對於男性逐漸老化的攝護腺問題，也具有緩解與保養作用。

檸檬薄荷雖然氣味細緻，溫柔，但是飽滿的陽性能量，可喚起深藏在體內的活力，在寒冷陰霾的冬天，與迷迭香、甜羅勒、芫荽、佛手柑調和後，再加上一點肉桂，不但驅散一室的寒冷，還會重新燃起青春的躍動。

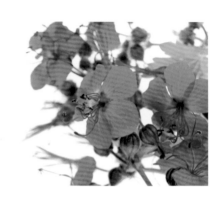

大根
老鸛草

Geranium Zdravetz
Geranium macrorrihizum
牻牛兒科／開花全株蒸餾

大馬士革玫瑰對保加利亞來說，是遠道而來、逐漸適應環境的嬌客；大根老鸛草隊保加利亞來說，則是原生土長的芳香藥草，在森林，溪邊，花圃中皆有它的蹤跡。植物生長得格外強壯，是當地居民傳統藥草。

保加利亞人稱他為Zdravetz，是健康之意，他們常在新年時，將一大束的大根老鸛草綁上紅絲帶，作為相互饋贈的吉祥物，意味著祝福對方新的一年健康如意。

大根老鸛草精油是趁開花時，運用整株藥草蒸餾萃取的精油，呈現淡綠色半固體狀，帶有溫柔芳香的花朵香。透過GC／MS分析，大根老鸛草精油含有豐富的化學成分，尤其是大根老鸛草酮，被證實可有效抗病毒，尤其是流感病毒。其抗癌的功效科學實驗仍在持續觀察。

大根老鸛草精油，是氣味芳香的陽性精油，臨床觀察可溫和地提升氣血，並略具消水腫的功能。尤其對於脾、肝、腎三個經絡具有強化的作用，適用於熟齡男女尤具有滋補作用。

在冬天與氣味強烈的精油如歐白芷根調和後，具有補身、補氣的作用，

對於半夜經常醒來，睡眠無法持續的更年期婦女，具有幫助睡眠的功效。

對於大病初癒或是虛弱的人，取一滴大根老鸛草與肉桂精油來調和10ml芝麻油後，塗抹在腳底按摩5分鐘可幫助恢復活力，是照顧老人或體弱患者最佳保健用油之一。

個案 ❶

因治療引發背部大量痘痘，
塗抹配方油，四天後即消

個案為23歲的女性，出車禍導致骨盆關節碎裂、骨盆目前還有鋼釘、並且每個月要施打兩劑骨髓增長劑，過了一年，突然在膀胱經位置冒出大量大痘痘，布滿整個背部，我建議她使用濃度10%的腎、膀胱經精華油，塗抹於腎、膀胱經位置，約四天後痘痘退紅，並明顯縮小，十天後只留下淡淡的痘疤。

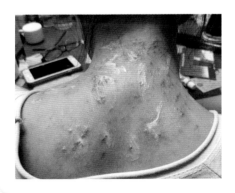 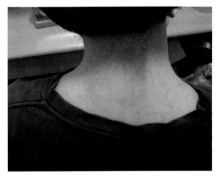

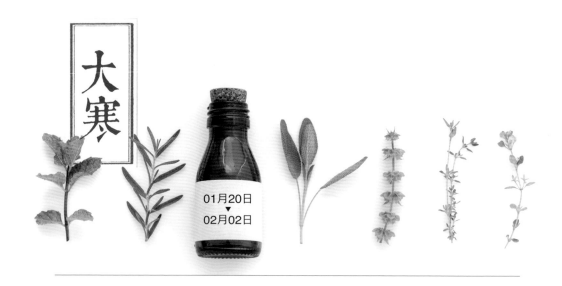

大寒

01月20日
▼
02月02日

節氣變化　大寒是二十四節氣中的最後一個節氣，緊接著就是春分，諺語有云：「大寒不寒，春分不暖」，意思是當大寒時節天氣如果不寒冷，到了春天將會十分寒冷，後面的節氣就會亂了順序；而大寒若天不寒、地不凍、害蟲未死，人畜必有災殃。在台灣，大寒時，往往氣溫驟降，時有入冬最強冷氣團。因此，考慮大寒的嚴寒氣候，必須要好好補充身體能量，養精蓄銳，禦寒保暖。

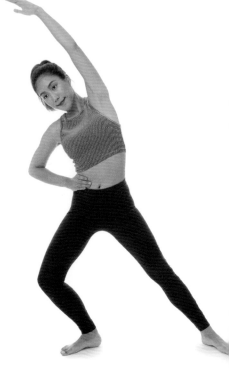

「大寒」節氣保養法──
通筋暖肌幫助能量生發

　　大寒時除了注意防寒、防風外，要注意保暖；氣溫雖然仍低，但是體內陽氣已隱約欲向外滋生，因此要安神養性，並且疏通筋骨、柔軟肌肉，讓身體暖活、氣血通暢，才可抵禦嚴冬酷寒的侵襲，替身體做好迎接立春的準備。

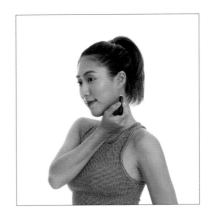

「大寒」節氣芳療──

汰舊換新精華油

　　替自己與家人調一瓶香氛滾珠瓶在身上迎接新的一年到來。並透過伸展身軀，達到體內陽氣的生發。

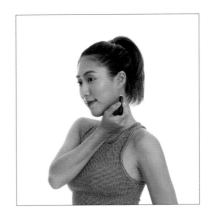

注意事項

嬰幼兒時，需降低濃度至1%。

汰舊換新精華油配方

功能	精華油配方	調配意義
好元氣	·黑雲杉 ⋯⋯⋯⋯⋯⋯ 8滴 ·圓葉當歸 ⋯⋯⋯⋯ 1滴 ·檸檬 ⋯⋯⋯⋯⋯⋯⋯ 8滴 ·橘葉 ⋯⋯⋯⋯⋯⋯⋯ 2滴 ·廣藿香 ⋯⋯⋯⋯⋯⋯ 1滴 ·荷荷芭油 ⋯⋯⋯⋯ 10ml	在大寒養腎陽之際，以腎膀胱經絡油養足體內元氣，搭配好元氣配方，讓心靈的元氣一同滋潤飽滿。在身心靈做足預備的狀態下，充滿朝氣地迎接陽氣昇發的春天。好元氣代表著最好的開始，使體力與精神元氣滿滿，有活力與喜樂的心去完成新一年的計畫與目標。這個配方也非常適合老年人，冬天如同來到了人生退休的季節，然而如何保持生命的熱度與活力，好元氣給予人對生命的愛與盼望，如一道陽光照進人心，對未來與生命的流逝沒有害怕，反倒覺得知足甘甜。
好招財	·粉紅蓮花原精 ⋯⋯ 1滴 ·紅花緬梔原精 ⋯⋯ 1滴 ·恆河聖土Attar ⋯⋯ 3滴 ·克萊蒙橘 ⋯⋯⋯⋯ 10滴 ·紅玉蘭Attar ⋯⋯⋯ 3滴 ·荷荷芭油 ⋯⋯⋯⋯ 10ml	過農曆新年前，人們都開始除舊佈新，不只打掃房子，我們的生命也要把握時節清理一翻，讓不好的離開，再放進美好與祝福在我們的生命中。好招財就是那上好的福份，來自印度恆河飽滿能量的Attar精油，與粉紅蓮花的富貴精油，為新的一年帶下盼望與賞賜。生命有豐盛的收成、財富有加倍的祝福，用一顆新鮮的心期待遇見貴人、迎接好事。送上好招財，為自己與家人準備一份最喜氣洋洋的新年禮物吧！

功能	精華油配方	調配意義
好事業	· 藍蓮花 ············· 1滴 · 藍絲柏 ············· 5滴 · 橙花 ··············· 3滴 · 檸檬馬鞭草 ········· 5滴 · 岩蘭草Attar ········ 5滴 · 荷荷芭油 ·········· 10ml	來到大寒的節氣，進入年終末了，也是辛苦一整年後，經驗與人脈最豐厚的時刻。若在春夏努力耕耘打下基礎，此時的事業很可能進入到享受豐收成果的時候。好事業代表著感謝與祝福，感謝在工作中所經歷的一切困難與挑戰、感謝這一年中所遇到的好人壞人，成就了現在更加成熟與富足的自己；好事業也代表著祝福，愈是懂得去感謝與祝福你的事業、老闆、同事、客戶，好事業能帶來正向的影響力，使你成為一個發自內心微笑、人際關係良好的人，應著心境的轉化，也使工作的效能大大提昇，事業將一展鴻圖。若是即將開始創業的人，那麼好事業將是你極佳的選擇，它將使你有積極與動力去面對新事業的挑戰，帶下豐厚的人脈與財富，更有機會創造出事業高峰。
好桃花	· 粉紅蓮花 ··········· 1滴 · 大馬士革玫瑰 ······· 5滴 · 大根老鸛草 ········· 5滴 · 完全依蘭 ··········· 1滴 · 晚香玉 ············· 1滴 · 甜橙 ··············· 5滴 · 荷荷芭油 ·········· 10ml	要有好的桃花，就要有如粉紅蓮花般的迷人氣色。冬天來臨，人人都想擁有美麗的愛情，來度過這寒冷的季節，未婚的年輕人等待著生命一場浪漫的戀愛，真心期盼有情人終成眷屬，進入婚姻的女人，期待與另一半的關係愈老愈相愛。好桃花的甜果花香，一聞到香氣就頓時讓人愉悅放鬆，由內生發自信，在若隱若現的神祕香氣中，散發出專屬自己的魅力氣質。好桃花適合約會時，增加魅力與自信，香氣與自己的肌膚接觸後，產生獨特的氣味，這香氣縈繞在彼此的大腦中，成為獨特無法忘懷的美好記憶，也讓下一次的約會有了無限期待與想像。好桃花也很適合夫妻獨處時刻，在甜蜜歡愉之際，回到熱戀時的愛情，生活的小爭吵將隨著好桃花的神祕香氣，化為融洽相愛的小幸福。

功能	精華油配方	調配意義
好學習	·白蓮花 ⋯⋯⋯⋯⋯⋯ 1滴 ·棉杉菊 ⋯⋯⋯⋯⋯⋯ 3滴 ·野洋甘菊 ⋯⋯⋯⋯⋯ 3滴 ·穗甘松 ⋯⋯⋯⋯⋯⋯ 2滴 ·檸檬香桃木 ⋯⋯⋯ 10滴 ·荷荷芭油 ⋯⋯⋯⋯ 10ml	一年之計在於春，好學習是為即將到來的春天預備的。春天是我們頭腦最清楚的季節，若要在春天把握美好的學習時光，在萬物生發的同時讓大腦發揮強而有力的創造力與學習力，好學習這個配方在大寒時就可以開始使用。白蓮花引領人的大腦進入智慧的沉思，將一整年的學習經驗做出清晰的歸納，深刻自省與反芻，幫助我們調整步伐，傾聽自我的內心聲音，更有目標訂出明年的學習方向。待冬天的緩緩醞釀，讓大腦也有足夠的休眠時刻，直等到春天一來，百花齊放時，不論在知識上、技能上、體能上的學習，大腦會與萬物一同甦醒過來，創意無限、學習力與記憶力都會展現出極佳的狀態。這個精華油配方不僅適合正在讀書升學的學生，活到老學到老，只要對生命充滿學習熱忱的人，都很適合使用好學習來提昇自己的大腦活力、突破自我的創造力。

使用方式

將精油滾珠直接塗抹適量於胸口、腹部、太陽穴，或置於手心嗅吸。

芳療配方的調和原理

恆河聖土
Attar

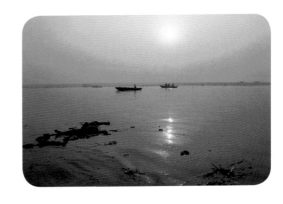

Mitti Attar／土壤蒸餾

植物萃取的香油，在印度宗教文化佔有重要的位置，長久以來被使用於

祭祀與薰香之用，到了蒙兀爾帝國時期，Attar香油已成為皇室貴族日常的最愛。興建著名建築泰姬瑪哈陵的皇帝沙賈汗決定終生不再使用他與妻子的最愛的Attar香油做為他對摯愛的妻子最深切的思念。

古印度從何時開始萃取Attar香油已不可考，但在西元前十六世紀印度著名經典梨俱吠陀中已可找到香氛敘述的資料。

Attar香油是利用灌水蒸餾法，將剛採摘的新鮮芳香植物，放入銅製的蒸餾器中，利用牛糞或木材加熱，再引導飽含植物精油的蒸氣，注入在另一個裝有檀香精油的承接瓶中，加以冷卻後所得到的帶有檀香氣味的植物精油，包含了玫瑰、茉莉、紅玉蘭、晚香玉、露兜花等豐富的芳香植物精油。

通常一磅的Attar香油需要一百磅以上的花朵加上一磅的檀香精油經過二十四小時以上的時間慢慢的蒸餾才能取得，同時在蒸餾的過程中需要有老經驗的師傅在旁邊守候，隨時調整銅鍋的溫度，溫度太高會破壞花朵的香氣，師傅不時會在銅鍋上灑水幫助降溫，銅鍋溫度不夠則又無法將植物的靈魂緩緩的萃取出來，因此這種古老的萃取精油行業，在印度是世代傳承，每一家都有其密而不外傳的獨特技術。

在印度雨季來臨之前，焦燎的大地吸收飽足，空氣中來自各式植物的萜烯分子與香氣，堅實的泥土在六、七月季風與來臨前被取出，搏成一塊塊泥磚，投入銅鍋與當地的泉水充分融合後，釋放出泥土中被令人躍動的生命香氣。

這個香氣是貴族的最愛，被印度人民視為天地恩賜的禮物，富饒的香氣，豐收的象徵，也是全世界任何一個區域無法取代神秘的「大地香水」。

在一年之初取一滴來自大地的香水，加上紅玉蘭豐富的能量，祝福自己與家人、好友擁有豐收的一年。

岩蘭草
Attar

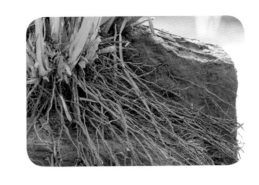

Vetiver Wild
Vetiver zizanioides
禾本科／根部蒸餾

岩蘭草Attar又稱作Ruh-Khus，與一般所熟知的岩蘭草氣味與顏色大為不同。每年四月在舒服的冬季結束，炎熱的夏季來臨之前，農人走入曠野開始採收，生長在印度北方無法被人工栽培，特有的野生岩蘭草根，這種岩蘭草根部長度，僅有一般廣泛栽種的岩蘭草根部的三分之一，可萃得的精油量更低。

循著數千年的傳統，將一綑綑從野地帶回的岩蘭草根，放置大銅鍋中注入乾淨的泉水，開始進行二十四小時溫火，慢慢熬煮。過程中，銅鍋中一滴滴含有精油的冷卻水滴被承接起來，分離掉水分留下淺淺的一小碟透明湖綠的Ruh-Khus，當地人稱之為「岩蘭草的靈魂」。

初萃取的岩蘭草Attar精油氣味具輕盈的木質香氣帶點濕濕的苔蘚味，美麗透明的湖綠色，是岩蘭草精油蒸餾過程中與銅鍋產生的化學作用。曾做過實驗，分別將新萃好的岩蘭草Attar精油，放置在會呼吸略透光的駱駝皮囊壺中，與傳統不鏽鋼瓶中保存，經過半年，駱駝皮壺囊中的岩蘭草Attar顏色愈發亮綠，氣味少了濕濕的苔癬味，但是出現淡淡的花香與一些煙燻皮革與木質味氣味好極了；放在鋼瓶中的岩蘭草Attar顏色則是深綠中帶有一些褐色，氣味是較深沉的木質帶一些煙燻皮革味，雖少了一點輕盈但是多了穩重感，兩者皆無岩蘭草原本的土味。駱駝皮囊具有極微細的毛孔可以讓精油微微的呼吸，鋼瓶中的精油就像放入窖藏中的酒，自顧自地進行變化。

原本不喜歡岩蘭草泥土味的朋友，可以試試岩蘭草Attar替自己的嗅覺帶

來不一樣的驚奇感受。

　　岩蘭草精油堅實、穩定的能量，就像練功前做好蹲馬步的基本功。拓展與開創事業的人，除了需要無比的勇氣、毅力與信心，同時也需要冷靜的思維，不致因突來的變化慌了方寸。岩蘭草 Attar精油，幫助心神寧靜，穩健地向目標走去。大寒過去，春來到，也是事業重新待發的好時機。

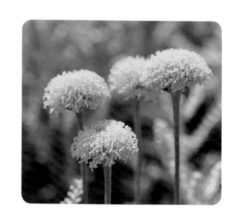

棉杉菊

Santolina
Santolina chamaecyparissias
蒸餾萃取／整株藥草萃取

　　屬於菊科的棉杉菊也稱作薰衣草棉，一蓬蓬低矮的灌木，銀白葉子頂端開滿一朵朵球形的小黃花，春夏之際與眾多植物一同在地中海溫暖的陽光下，恣意地綻放著。葉子與花朵散發強烈的氣味可以驅逐蟲子，常被栽種在花園周圍當作圍籬，傳統上居住在南歐的居民，會將乾燥的葉子與花朵放置在衣櫃中，保護衣物不致被蟲蛀咬。在開花前採收，整株植物蒸餾，所萃取的精油量較開花後多。

　　棉杉菊精油含有較高比例的艾蒿酮（Artemesia Ketone）、氧化物與一些萜烯分子，對皮膚抗菌消炎有很大的幫助。春夏氣血生發，在疏通肝膽經絡時也可加一些在按摩油中，加速疏通肌肉筋膜的結節，不過孕婦與嬰幼兒不適宜使用。

　　棉杉菊對生存環境與耐旱程度能力極強，植株所產生的精油能量，幫助正在求學中的學子快速適應新學期與新同學，並激勵學習的動力與好奇心。

附錄：推薦的八種植物油

植物油	英文	拉丁學名	科屬	萃取部位	萃取方式	中醫性味	中醫歸經	使用建議
冷壓芝麻油	Sesame	*Sesamum indicum*	胡麻科	種子	冷壓	甘、溫涼	口服適用脾經胃經大腸經，外用適用於十二經絡	適合各式肌膚使用，皮膚可迅速吸收，尤其對老化肌膚特別有幫助且適合全身按摩。口服時，增加血液中血小板的數量，並能幫助脾臟功能。
聖約翰草油	St John's wort	*Hypericum perforatum*	金絲桃科	全株	浸泡於甜杏仁油	辛、溫	口服適用肝經，外用適用十二經絡	使用浸泡法萃取的植物油，含有豐富的消炎成分。其松油萜含量高，可改善血液循環，緩解風濕、關節炎、瘀青、靜脈曲張、痔瘡以及撞傷、扭傷、作骨神經痛等症狀的不適，以按摩方式可使患處快速復原，平時可用來保健筋骨及加強血液循環。
沙棘油	sea backthorn oil	*Hippophae rhamnoides*	胡頹子科	果實	冷壓	辛甘、溫	口服適用 脾、胃、肺、心經腎經，按摩低劑量使用，需與冷壓芝麻油、甜杏仁油、向日葵油調和使用	沙棘含有豐富的胺基酸、多種維生素、多元不飽和脂肪酸、珍貴的植物酚、微量元素、β 胡蘿蔔素與特殊的油性 SOD 物質（與 SOD 酵素具同樣作用）。可充分補足現代人飲食所攝取不足的人體必須營養素。沙棘油對兒童、老人非常有益處，另外對腸胃問題、心血管疾病、呼吸系統之問題和肌膚都有很好的保護與改善效果。
玫瑰果油	Rosehip	*Rosa mosqueta*	薔薇科	種子	冷壓	甘、微苦、溫	外用適用於肝、脾經，按摩需與冷壓芝麻油、甜杏仁油、向日葵油調和使用	玫瑰果油富含 γ- 亞麻油酸、多元不飽和脂肪酸、維他命 A、C、類胡蘿蔔素。可以預防皮膚受紫外線傷害並可淡化臉部斑痕、淨化皮膚、具有美白功效，另外對深層肌膚有很好的滋潤效果，增加皮膚彈性與光澤，防止與減少皺紋的生成。
荷荷芭油	Jojoba	*Simmondsia chinenesis*	黃楊科	種子	冷壓	甘、平、溫	僅可外用，適用於十二經絡	適合全身按摩、各式肌膚使用，皮膚可迅速吸收，具消炎性。其不易氧化的特性，可用來保存昂貴精油，不可口服。
金盞菊浸泡油	Calendula officinalis	*Calendula officinalis*	菊科	花朵	浸泡於甜杏仁油	甘、微苦	外用適用於十二經絡	可滋潤肌膚，緩解皮膚發炎現象。
伊諾飛輪油	Tamanu	*Calophyllum inophyllum*	金絲桃科	果實	冷壓	苦、略澀，微溫	外用適用於肝、膽經、肺經、腎經，按摩需與冷壓芝麻油、甜杏仁油、向日葵油調和使用	強效止痛（關節疼痛、肌肉痠痛）、消炎、抗菌、促進疤痕修復、治療潰瘍、滋潤肌膚、強效緩解龜裂皮膚、處理帶狀皰疹。
黑種草油	Black cumin	*Nigella sativa*	毛茛科	種子	冷壓	溫、辛	口服適用心、脾、肝、腎、外用適用於十二經絡，按摩需與冷壓芝麻油、甜杏仁油、向日葵油調和使用	黑種草油能有效改善發炎症狀，因為其內含超過 50% 的亞麻仁油酸（Ω6），能幫助改善自體免疫問題，除此之外對於消化系統，能夠改善腸胃漲氣以及腸絞痛問題。在外用方面，黑種草油的質地較濃郁，可以建議加上荷荷芭油或是甜杏仁油來使用，能夠舒緩皮膚發炎症候時的不適感，也可經由按摩加強皮膚的代謝與軟化角質，能夠深層滋潤皮膚並具有排毒功效。黑種草籽油屬於暖性油也能夠改善下半身水腫、肌肉痠痛，且還有殺菌功能，尤其是黴菌問題，建議可以使用在香港腳的精油配方。

國家圖書館出版品預行編目 (CIP) 資料

24 節氣‧經絡芳療自癒全書：用 12 經絡強效配方油
與按摩手法，掌握時機調體質、養氣血 / 沈莉莎著 . --
初版 . -- 新北市：大樹林，2018.01
　面；　公分 . --（自然生活；23）
ISBN 978-986-6005-73-2（平裝）
1. 芳香療法 2. 經絡療法 3. 節氣 4. 香精油
418.995　　　　　　　　　　　　　　106022311

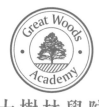

大樹林學院

www.gwclass.com

Natural Life 自然生活 23

24 節氣‧經絡芳療自癒全書
用 12 經絡強效配方油與按摩手法，掌握時機調體質、養氣血

作　　者／沈莉莎（Elizabeth）
編　　輯／黃懿慧
攝　　影／詹建華
Ｍｏｄｅｌ／黃可瑄
文字協力／溫貴花、邱月亭、羅允蓮、黃雪賀
校　　對／羅允蓮、劉家欣、陳逸展、程云慧
美術設計／比比司設計工作室

出 版 者／大樹林出版社
營業地址／23357 新北市中和區中山路 2 段 530 號 6 樓之 1
通訊地址／23586 新北市中和區中正路 872 號 6 樓之 2
　　　　　電話／（02）2222-7270　傳真／（02）2222-1270
　　　　　E- mail／notime.chung@msa.hinet.net
官　　網／www.gwclass.com
Facebook／www.facebook.com/bigtreebook

發 行 人／彭文富
劃撥帳號／18746459　戶名／大樹林出版社
總 經 銷／知遠文化事業有限公司
地　　址／新北市深坑區北深路 3 段 155 巷 25 號 5 樓
　　　　　電話／02-2664-8800　傳真／02-2664-8801
本版印刷／2020 年 5 月

定價：420 元　ISBN /978-986-6005-73-2

最新課程 New!
公布於以下官方網站

中国｜服務窗口
大树林学苑─微信

（商品諮詢與課程）

台灣｜服務窗口
大樹林學院 ─ LINE

ALIZ 香氛學苑

亞洲少數兩大國際芳香療法協會雙授權之芳療學苑

ALIZ香氛學苑是英國IFA以及美國NAHA世界兩大芳療協會正式授權的芳療教育學苑，
樹立亞洲地區頂尖國際芳療協會雙認證之教育地位。
擁有專業國際級師資，與全台數間大學合作開授許多特色課程。另開設多元主題芳療課程，
其中節氣經絡芳療課程更是芳療界首創的東方芳療課程，養生、健康生活、手作樂趣、
進修長知識等各式豐富的課程都在ALIZ香氛學苑。

三大主題課程

芳療證照班

IFA　　英國國際芳香療法協會
NAHA　美國國家整體芳療協會

養生保健芳療班

節氣經絡芳療課程
中醫、瑜伽、心靈芳療課程

手作DIY班

* 香氛蠟燭
* 精油香水
* 護唇膏
* 馬賽手工皂

讀者專屬課程優惠

優惠辦法： 凡購買此本書皆享有報名課程8折優惠，請掃描下方 " 一分鐘填資料獲得
課程優惠 " QRcode填入您的資料，報名時我們將會核對你的資料，即可
享有任一課程學費8折優惠。

* **適用對象：** 一般消費者（熱愛芳療精油的人、喜歡氣味的人、想學習進修的人）
* 開課資訊可至官網「香氛學苑-開課資訊」查詢（www.aliz.com.tw）
* 此優惠僅限使用一次，且不可使用於ALIZ香氛學苑與其他機構合作開課之課程
* 請於2018/12/31之前使用此優惠
* ALIZ香氛學苑保留活動變更權利
* 如有任何疑問，歡迎來電詢問（04-23106863）

ALIZ 官網　　　ALIZ FB　　　一分鐘填資料
獲得課程優惠

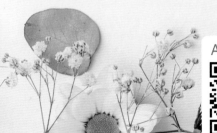

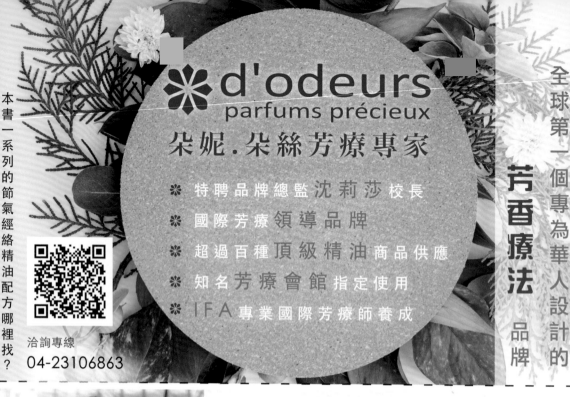
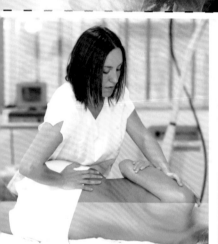

Natural Life 書系

新手入門

史上最簡單！
精油調香聖經

日本銷售第一的
芳香療法聖經

史上最強！
精油配方大全

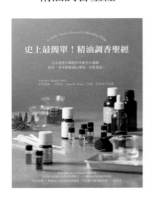

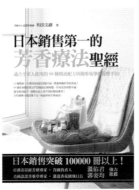

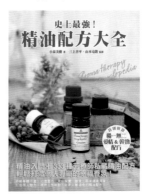

新書簡介

新書簡介

新書簡介

情緒芳療

神聖芳療卡

情緒紓壓：
英國巴赫花精療法

情緒療癒芳香療法聖經

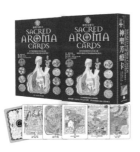

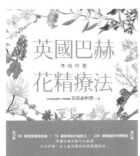

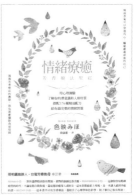

新書簡介

新書簡介

新書簡介

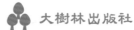 大樹林出版社

調養體質

零基礎學漢方芳療

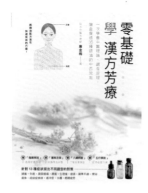

新書簡介

24 節氣 · 經絡芳療自癒全書

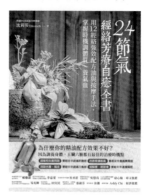

新書簡介

快速學會中醫芳療

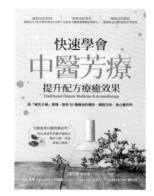

新書簡介

專業指南

破解精油

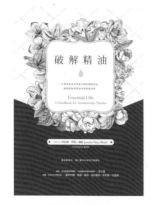

新書簡介

成功調製芳香治療處方

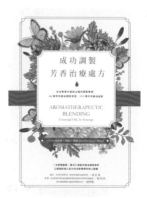

新書簡介

英國 IFA 芳香療法聖經

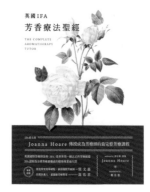

新書簡介